ヤマケイ文庫

病気の９割は歩くだけで治る！

Kazuhiro Nagao 長尾和宏

Yamakei Library

はじめに

「歩くだけで、病気が治る？　そんなわけがない。ちょっと大げさではないのか」

そんな声が聞こえてきそうです。

「9割治るというエビデンス（根拠）を示せ」と言われれば、示すことはできないので、「大げさだ」と言われても仕方ないのですが、歩くということがすっかり忘れられている時代だからこそ、「病気の9割は歩けば治る」というくらいの気持ちで歩いてほしい。そう思って、あえてこのタイトルをつけさせていただきました。

私は、兵庫県尼崎市でクリニックを営んでいる町医者です。町医者ですから、外来にはいろいろな患者さんが訪れます。

高血圧、糖尿病、高脂血症など生活習慣病の人、胃腸の具合が悪い人、うつ病や不眠症の人、認知症の人、がんの人、膝や腰が痛いという整形外科系の病気の人――。とにかくありとあらゆる病気や症状でお困りの方がいらっしゃるので、お一人おひとり治療は違いますが、どんな病気であっても、共通してお話ししていることがあります。

それが、今回の「歩く」という話です。


「よく歩いていますか？」

「よく歩いてくださいね。歩くだけでグングン良くなりますよ」

来る患者さん来る患者さんに、そう伝えている毎日です。「治る」は言い過ぎに当たるとすれば、歩けば確実に良くなる。医者いらずになる。これは、確信を持って言えます。

逆に言えば、うつ病にしても、がんにしても、アレルギーや免疫系の病気にしても、現代においていろいろな病気が増えているのは、私たちが歩かなくなったためでしょう。病気の大半は、歩かないために起こっていると思っています。

それだけ「歩く」ことはとても大切なのですが、あまりにも疎んじられているような気がしてなりません。病気とみれば、医者はまず薬を出したがり、患者さんも「病気を治す薬をください」「この症状を取る薬をください」と薬を取りに来られます。

しかし医療というのは、本来、食事療法、運動療法があって、3番目に薬物療法がくるはずなのに、ここ数十年、薬がいちばん上になっています。それはいかがなものか――。くすぶる想いが、ずっとありました。

そもそも医学部をめざしながら働いていた時代から、ずっと引っかかっていました。

「どうして医者は、こんなに薬を出すのだろうか」

「薬を出すだけなら、コンピューターでもできるんじゃないか?」

問診結果をもとに病名を割り出して、薬を選ぶということは、優秀なコンピューターなら自動的にできるかもしれません。もし薬を出すことが医療なら、医者なんかいらないのです。「その人の生活習慣を直すこと、生活習慣を直すためにアドバイスすることこそが、医者の仕事じゃないか」と、まだ医学部に入る前から思っていました。

だからこそ、自分は「なるべく薬に頼らない医者になろう」と思い、開業した当初は、「薬は3つ以上は出しません！」と、診療所の壁に張り紙をしていたほどです。ところが、病院からの紹介患者さんが増えるにつれて、そういうわけにもいかなくなってきました。患者さんが持参した病院からの紹介状を見ると、10種類も20種類も薬を飲んでいるのです。それらを突然やめることはできません。減らすにしても、急に減らすと危険なので、少しずつ減らしていかなければいけません。そうこうするうちに、「薬は3つまで」という原則を守れなくなっていました。

今回、「歩く」ことについて一冊書こうと思ったのは、歩くことはいいことだと誰もがわかっているはずなのに、当たり前過ぎてないがしろにされているから。そして薬至上主義を見直したいという気持ちからです。

テレビの健康番組で、「健康にいい」と紹介されていた食品を毎日の食卓に取り入れたり、「ふくらはぎを揉むと血流が良くなる」と聞けば、そのとおりに一生懸命ふくらはぎを揉んでいたりはするのに、「で、歩いていますか？」と聞けば、「いやー、時間がなくて……」と。そんな人がたくさんいます。

いいとわかっていながら、歩かない人が多いのは、歩くことがどれほど大事かを知らないからでしょう。「いい」とはわかっていても、歩くことでそこまで病気が良くなるとまでは、みなさん信じていないのです。

歩けば歩くほど、生活習慣病は良くなります。

歩くことで筋肉や骨が丈夫になれば、年を取ってから膝が痛い、腰が痛いといったことも少なくなります。

認知症だって、歩くことで防げますし、たとえボケが始まっても歩けば良くなります。

2人に1人がかかり、国民病といわれるがんも、歩くことが予防・治療になります。

気管支喘息や膠原病など免疫系の病気だけでなく、片頭痛を代表とする脳過敏症も歩くことで良くなります。

不眠やうつも、精神科に行って薬をもらわなくても、歩けば良くなります。

介護が必要になりつつある「要支援」の人も、歩けば、要支援を卒業できます。

『病気の9割は歩くだけで治る』という本書のタイトルのもとになっているのは、外来で患者さんを診ている町医者としての実感であり、本音です。一部の病気は別として、日頃診ているよくある病気の多くは、歩くことが治療や予防の最大のカギになっています。

歩くことは本当にいいことずくめで、困る人がいるとすれば、医者くらいでしょう（笑）。病気が減れば、今ほど医者がいらなくなるからです。みんなが歩くようになって病気が減り、要介護の人が減れば、国の医療費や介護費も減ります。今、高齢者が増えて医療費・介護費が大変だといわれていますが、みんなが歩けば半分くらいに減らせるはずです。

ただ、私は、健康第一の人生は味気ないと思っています。健康は大事だけれど、健康になるために生きるような生活は、私も送りたくありません。美味しいものも食べたいし、ときにはお酒を飲み過ぎることもあります。

人生は何のためにあるのかといったら、やっぱり一日一日を楽しみ、幸せを感じながら暮らすためでしょう。だから、苦行のように歩くことをおすすめするわけでは決してありません。

「歩いてくださいね」と患者さんに言うと、「つらいから嫌だ」とよく言われてしまうのですが、歩くことは決してつらいことではありません。おいおい詳しく書きますが、歩くと〝幸せホルモン〟であるセロトニンが脳内でたくさん出ることがわかっています。歩くことは、実は幸せそのもの。誰もが簡単にハッピーになれる方法なのです。

この本では、「歩くだけで、なぜ幸せになれるのか、なぜ運命が変わるのか」、なるべく簡潔に書いていますので、読み終わったころには、歩くことのすごさをわかっていただけるだろうと思います。すごさがわかったら、次は、実行に移してほしい。歩くことを、ぜひ自分の生活に取り入れてください。そうすれば、健康になるのはもちろんのこと、一日一日幸せを実感しながら過ごせるようになるはずです。

2015年10月　長尾和宏

簡単、無料で医者いらず 病気の9割は歩くだけで治る！ 目次

第4章 歩くと未来が変わる……181

第1章

病気の9割は歩くだけで治る！

1　現代病の大半は、歩かないことが原因だった

糖尿病人口は、９５０万人に。

高血圧人口は、４０００万人に。

高脂血症人口は、２０００万人に。

認知症人口は４６０万人、予備軍も加えると９００万人に。

そして、毎年１００万人が新たにがんにかかり、年間で37万人が、がんで命を落としている——。


毎年、毎年、そんなニュースが次から次へと耳に飛び込んできます。「こんなに病気が増えました。10年後にはもっと増えるでしょう。大変です」と、大騒ぎしています。しかし、その大半は、歩かなくなったことが原因だと思います。

「沖縄クライシス」という言葉、聞いたことがありますか？

沖縄県といえば、一昔前には、日本一の長寿の県でした。実際、1985年には男女ともに平均寿命第1位という、名実ともにナンバーワンの長寿県だったのです。

ところが、2000年には、沖縄県の男性の平均寿命は全国26位に。2010年調査では30位にまで転落してしまいました。その裏で、65歳未満の死亡率は、なんとワースト1位になっています。

一方、沖縄県の女性のほうは、2005年まで平均寿命全国1位を保ち、2010年調査でも3位とまだ上位のままですが、実は、長寿のおばあちゃんたちが平均寿命を引き上げているだけ。女性のほうも、65歳未満の死亡率は、2010年に全国最下位になっています。

どうして65歳未満の死亡率が全国で最も高いのかというと、まず指摘されるのが、食生活です。昔の沖縄は食物繊維が豊富な煮イモを主食としていたそうですが、戦後、高脂肪・高カロリーの欧米型の食事が広まってしまいました。東京・銀座にマクドナルド1号店がオープンする10年ほど前から、すでに沖縄ではファストフードが入ってきて、すっかりファストフード天国に。その結果、メタボが増えていきました。

そしてもう一つ、沖縄が長寿ランキングから転落した大きな要因が、車社会になって歩かなくなったことです。暑さが厳しい上に、タクシーが安いため、子どものころから足代わりにタクシーを使う人が多いと聞きます。

結局、すべての問題は、食事と運動です。

私のクリニックには、管理栄養士が4人いて、いつでも栄養相談が受けられるようにしています。関節リウマチをはじめとする膠原病やアトピー性皮膚炎、気管支喘息、片頭痛など、一見、食事とまったく関係がなさそうな病気でも、食生活を変えることで薬を必要とせず、簡単に治る人をたくさん経験しました。

では、食事と運動、どちらが先かといえば、どちらも大事なのですが、体を動かさなければお腹もすきません。いくらバランスのいい食事を摂っても、カロリーを消費しなければ、栄養過多になってしまいます。だから、まずは体を動かす、歩くことが大事だと思っています。

江戸時代の庶民は3万歩、歩いていた

江戸時代の人たちは、今の人たちよりも6倍くらい歩いていたそうです。

よく「一日1万歩、歩きなさい」と言われますが、江戸時代の庶民はだいたい3万歩は歩いていたといわれます。江戸時代には、自動車もなかったし、仕事中、ずーっとパソコンの前に座っている「デスクワーク」なんてなかったので、何かと歩いていたのでしょう。

明治や大正時代の人たちもやっぱりよく歩いていて、当時のサラリーマンは、江戸時代の庶民と同じくらい歩いていたといわれています。

ところが、公共交通機関がすっかり充実して、自転車、バイク、車と、便利な乗り物が普及してからというもの、「歩こう」と意識しなければ歩かなくなってしまいました。今、みなさんは一日何歩くらい歩いていますか？「結構歩いているほうだと思います」と言う人も、一日3万歩には当然及ばず、万歩計をつけて測ってみたら、よくても6000、7000歩というあ

たりでしょう。会社のお偉いさんなど、車での送り迎えが当たり前になっている人は、一日数百歩なんてこともありえます。
「サラリーマンは地位が上がるほど歩かなくなる」という研究結果も出ていて、ある調査では、課長・係長クラスは一日平均7000歩、部長クラスは一日平均5000歩、車付きの重役は一日平均3000歩だったそうです。偉くなればなるほど、生活が便利になればなるほど、皮肉にも健康からは遠のいていくのです。

この半世紀は、歩くことが失われていった時代でもあると思います。

ところで、江戸時代の健康法といえば、貝原益軒の『養生訓』が有名です。益軒は、薬を使わない養生法を説き、なんと85歳まで生を謳歌しました。

よっぽど禁欲的な生活を強いていたのかと思うかもしれませんが、『養生訓』をよくよく読んでみると、そんなことはありません。お酒も嗜んでいたようですし、肉も食べていたし、性欲に関しても「無理な我慢はかえって体に悪い」と、快楽を決して否定していません。

ただ、やり過ぎを禁じているだけ。禁欲も有害、行き過ぎも有害。なんでも腹八分目くらいがちょうどいいと説いているのです。『養生訓』には、食事やお酒、あるいは性生活のことなど、中庸のライフスタイルがいかに大切か、とくとくと語られているのですが、不思議なことに歩くということには、ほとんど触れられていません。

このことは、先日、『養生訓』を読み直しているときにふと気づきました。歩くことについて益軒に学びたいと思い、『養生訓』を読み返したのですが、予想に反してあまり書かれていなかったのです。不思議なものだと思ったのですが、江戸時代には歩くしか移動手段がなかったので、歩く効能をわざわざ説かなくても誰もが歩いていたからでしょう。歩くこと、体を動かすことは当たり前過ぎて、意識することもなかったのだと想像します。

最近、江戸時代の日本は幸福度がとても高かった――と、見直されるようになってきましたが、その一つの要因は、よく歩いていたからでしょう。

現代病の大半は、歩かなくなったことに起因しています。益軒は、こんなにも人が歩かなくなる時代が来るなんて、思ってもみなかったことでしょう。

現代人は、
「歩こう！」と意識しなければ、
歩けない。
江戸時代の庶民は、
現代人の6倍歩いていたから、
健康で幸せだった。

2 糖尿病、高血圧……生活習慣病は歩くほどに改善する

生活習慣病の代表格が、糖尿病、高血圧、脂質異常症です。

糖尿病といえば、まず推奨されるのが、食事療法。最近では、ご飯やパンなどの主食と甘いものを制限する「糖質制限食」に取り組む人が増えています。高血圧はというと、まずすすめられるのが減塩食。脂質異常症の場合は、コレステロールやカロリーの制限食でした。

たしかに〝生活〟習慣病ですから、病気のもとになった生活を見直さなければいけません。その際、食生活の見直しは避けては通れないでしょう。

ただ、生活をつくるのは食だけではありません。食以上に大事なのが、やはり歩くということ。たいして体を動かさない毎日のまま、ただ「ご飯を減らせ」と言われても、かえって守れません。ちょっと考えてみてください。家でじーっとしているときほど、お腹がすいているわけでもないのに、ついつい食べ物に手が伸びてしまいませんか？

今、生活習慣病を早期発見するための「メタボ健診」が全国で行われています。正式名称は「特定健康診査」。腹囲、BMI〔体重kg÷（身長m×身長m）〕、高血糖・脂質異常症・高血圧、喫煙習慣の有無を見て、生活習慣病の発症リスクが高い人を見つけるというのが、メタボ健診の概要です。

「腹囲85センチ以上（女性は90センチ）」が条件の一つに入っているので、最近では、中年太りをしてお腹がぽっこり出た人に「○○さん、すっかりメタボだねー」なんて、こっそりささやかれるほど、「メタボ」という言葉が、一般の人の間でもすっかり定着しました。私もその一人です。今では、小学生でも、メタボという言葉を知っています。

「メタボ＝メタボリックシンドローム（内臓脂肪症候群）」という概念は、私の出身医局である大阪大学第二内科で30年ほど前に誕生したものです。メタボ健診のほうは、2008年から全国で始まったのですが、実は、義務化のきっかけになったのが尼崎市での取り組みでした。尼崎市役所の保健師である野口緑さんが市職員に対して、内臓脂肪に着目した健診・指導をしたところ、いい成果が出て、それが国策として採用されたのです。

出身医局でメタボという概念が生まれ、クリニックのある尼崎市でメタボ健診が始まった。しかも、メタボ健診が始まった当時、私は尼崎内科医会の会長でした。両方を間近で見届けていた者として、いろんな思いがあります。

メタボが良くないことは事実なので、メタボという言葉が一般の人たちにも広がったことは、大きな成果です。腹囲は自分でも他人にもわかりやすいので、お腹まわりが大きくなったら、「気をつけなければ」という意識が働くようになりました。

でも、メタボ健診の成果が上がっているかというと、始まってから7年ほどが経ちましたが、「まだまだ」というのが正直なところ。十分な成果が表れていない原因は、食事の指導はされていても、運動の指導が十分に行われていないからではないでしょうか。

痩せればすべてが正常値になる

もう30年も前の話ですが、大阪大学病院で研修医として働いていたころ、メタボという概念の生みの親である松澤佑次先生に指導してもらいながら、「肥満入院」の患者さんの主治医になったことがあります。肥満入院というのは、痩せるための入院、言ってみればダイエット入院です。

体重が100キロ以上ある人が入院され、4週間ほどかけて体重を減らしていきます。入院するとまず行うのが、カロリーを段階的に減らしていくことと、自転車こぎの運動です。カロリーは、一日1400キロカロリーくらいから始まって、1000キロカロリー、800キロカロリー、600キロカロリーと段階的に減らしていきます。同時に、エルゴメーターを使って毎日自転車こぎの運動をしてもらいました。

そうすると、みるみる体重が減っていきます。4週間の入院期間中に数キロ以上減っていくのですが、同時に、血糖も血圧もコレステロール値も尿酸値も見事に良くなるのです。

肥満入院の患者さんを担当したとき、「痩せるってすごい！　生活習慣病がみるみる良くなっていく」と、驚いたことを覚えています。もちろん急な減量はリバウンドに気をつけなければいけませんが、肥満体型で血圧や血糖、コレステロール値などが上がっている人は、痩せるだけでみるみる良くなります。ただし筋肉量を落とさずに痩せることは、意外に難しい。

今、生活習慣病の薬はどんどん新しいものが開発されています。糖尿病の薬は、現在7系統ぐらいあり、さらにどんどん新薬が登場していますが、薬よりもまずは痩せることです。ＢＭＩが30もあって血糖値が高くなっている人は、ＢＭＩが25以下になれば、確実に血糖値は下がります。ただそれだけなのですが、痩せる努力はせずに、インシュリンを打ち続けていたりする。

血圧も同じで、降圧剤を3種類も4種類も飲み続けている人がいますが、薬で血圧を抑えている状態というのは「治った」とは言えません。本来は、根本的に治すのが医療です。薬に頼るのではなく、もっと本質に迫るべき。もし肥満があれば痩せるという単純なことなのです。

そして、痩せるには、体を動かすこと、つまり歩くことが欠かせません。

「貧困＝無知」が子どもたちの肥満をつくっている

今、貧困と肥満の関係が問題になっています。昔は、日本人は肥満になりにくいといわれていましたが、そうともいえなくなっています。

私は夜間高校の校医をしていて、毎年全校生を対象に健診を行うのですが、かなりの肥満の多さに本当にびっくりします。いつの間に日本の子どもたちはこんなに太ってしまったのか……。１００キロを超えるような高校生がときどきいるのです。

肥満になるのには、いくつか原因がありますが、特に子どもたちの場合、「悪いライフスタイルの連鎖」が深刻な問題となっています。それは肥満になりやすい体質が遺伝するというだけではありません。それ以上に問題なのが、〝肥満になる生活〟が連鎖していること。その背景には、貧困が根深くかかわっています。

所得が低いほど肥満が増え、所得が高い人のなかには肥満が少ないということは、海外でもよく指摘される事実です。貧困が肥満をつくる――。貧困という言葉を「無知」に置き換えてもいいでしょう。

何が健康を害するのかを知らないから、歩かないし、ジャンクフードばかり食べてしまう。実際、世帯所得が低いほど、運動習慣のない人が多い、野菜を食べる量が少ない、女性では肥満者が多い――といった結果が日本でも明らかになっています（厚生労働省「2010年国民健康・栄養調査」より）。

親が健康に対して無知だと、子どもたちも同じような生活を引き継いでしまいます。その結果、高校生のうちから100キロを超えるような肥満ができあがり、すでに生活習慣病を発症していたりするのです。

家庭環境がその子の運命を決定づけないように、子どものころから、学校の中で「健康」教育を行うべきである。最近、つくづくそう感じています。

校医を担当している夜間高校では、10年ほど前から、全校生徒を対象に健康の授業を始めました。年数回、特別授業として子どもたちに話す機会をいただいています。ある年の健診で、まだ15歳にもかかわらず背骨が曲がっている子、外国で見かけるような肥満体型の子、すでに病気が始まっている子をたくさん目の当たりにし、「年1～2回では足りない。もっと真剣に取り組まなければ」と思い直し、増やしました。ボランティアの授業ですが、子どもたちの将来を少しでも良い方向に変えられる、「無知」から起こる病気を遠ざけることができると思うと、町医者冥利に尽きます。

本音を言えば幼児教育から健康について教えてあげてほしいのですが、すぐには無理でしょう。ただ、少なくとも小学校のカリキュラムから「健康」という授業をつくって、「なぜ肥満はいけないのか」「何が肥満をつくるのか」を徹底的に教えてほしいと思います。

もちろん、「歩くことがどれだけ大事か」も、健康の授業で伝えるべき。私は、体育の授業とは別に「歩くという授業」をつくってもいいんじゃないかとさえ思っています。たとえば、週に2回くらい、1時間ただ「歩くだけという授業」をつくる。子どものころから十分に歩いていれば、歩く楽しさを学べますし、歩くことが習慣になりやすいでしょう。

歩くことを忘れているから、肥満が増えて、メタボ健診で引っかかり、医者から薬をもらって飲んでも治った実感がないのでいつの間にかやめてしまって、中年になったころに脳梗塞や心筋梗塞を起こして倒れてしまう。あるいは、がんや認知症を引き起こす——。

一番の生活習慣病対策は、歩くということです。

メタボ健診に足りないのは、
歩くこと。
歩かないからメタボになり、
メタボが心筋梗塞、脳卒中、
そしてがんと認知症を
引き起こす。

3 最大の認知症予防は計算しながら1時間歩くこと

すでに書いたとおり、認知症の人は460万人に上り、予備軍も加えると900万人を超えるといわれています。これは糖尿病の患者数にも匹敵する人数です。特に、80歳以上では、4人に1人が認知症といわれています。

それほど認知症が増えたのは、一つには長生きするようになったことが原因でしょう。年を取ればある程度ボケるのは当たり前。自然な老化の一つですから、仕方ありません。ただ問題は、年齢に比して認知機能が低下している場合です。

「血管年齢」や「骨年齢」とよくいわれますが、同じように「脳年齢」が実年齢よりも著しく落ちてきたら問題。仕事ができなくなったり、家事をこなせなくなったり、社会生活に支障が出てきて初めて、認知症といわれるわけです。

年齢相当以上に認知機能が低下してしまう認知症の人が増えているのはな

ぜかというと、先ほどの生活習慣病が増加していることに関係しています。なかでもかかわりの深いのが、糖尿病です。糖尿病の人は認知症になりやすいのです。

日本の研究では、糖尿病があると認知症になるリスクは2倍になるという結果が出ています。つまり、糖尿病の人が増えれば増えるほど、認知症になる人も増える。ちなみに、タバコはもっと悪く、タバコを吸っていると認知症リスクが2～3倍になります。

というわけで、高齢化が進み、生活習慣病も増えているなか、認知症の人は年々増えているので、認知症対策が国を挙げての課題になっています。そして、2015年1月、「新オレンジプラン」と呼ばれる認知症対策の国家戦略ができました。

その内容を簡単に説明すれば、地域の開業医に「認知症サポート医」になってもらい、かかりつけ医の認知症対応力を上げて、認知症の疑いのある人を見つけたら認知症専門病院に紹介し、そこでMRIやSPECT（スペクト）といった脳の検査を行い、認知症であると診断されたら、抗認知症薬を処方する――というもの。

正直なところ、かなり問題のある〝戦略〟だと思います。

まず、抗認知症薬と呼ばれる薬は、今、4種類ありますが、どれも根本的に認知症を治すものではありません。あくまで認知症の進行を「抑える」とされる薬です。海外のデータでは、薬の効果は、3〜4割の人だといわれています。

一方、薬の副作用で余計に暴れたり、怒りっぽくなったり、かえって症状が悪化する患者さんもいます。抗認知症薬のなかで最もよく使われている「アリセプト」は「3mgで開始して2週間後には必ず5mgに増量すること」という〝規定〟があるのですが、増量した途端に、それまでは穏やかだった患者さんが興奮したり怒りやすくなったりするということをたびたび経験しました。副作用なのだから、当然、薬を減らしたり、中止したりするのですが、「効いていない」と判断して、逆に増量する医者が多いようです。増やせば、もっと大変なことになるのは目に見えているのですが。

また、抗認知症薬が効いて、進行を遅らせることができた患者さんも、いつまでも「効く」わけではなく、使い続けても、いつかは効かなくなります。だから、抗認知症薬に過度に期待するのは間違いだと思います。

新オレンジプランに期待できないなら、どうすればいいのか。

まず、認知症を予防するには、認知症予備軍といわれる「軽度認知障害（MCI）」の段階で注目することが一つです。MCIというのは、そのまま何もしなければ5割の人が認知症に進むけれども、気をつければまだ後戻りできるという段階。この段階で気がつけば、自力で認知症を予防することができます。それは現実的に可能になってきているのです。何も症状のない段階から、MCIを早期発見する「MCIスクリーニング検査」が実際に可能になりました。

これは、アルツハイマー病の原因である「アミロイドβ」が脳内にたまっていくときにかかわっている3種類のたんぱく質を調べることで、MCIのリスクをA～Dの4段階で評価するというもの。検査は採血のみで、2万～3万円程度で受けることができるそうです。

認知症予防効果があるのは二つだけ

もしMCIスクリーニング検査を受けて「D判定＝MCIのリスク大。このままいくと認知症になりますよ」と判定されたら？

現段階で、認知症予備軍から認知症になることを予防する効果があることが明らかになっているものが、二つあります。

一つは、「シロスタゾール（商品名：プレタール）」という脳梗塞発症後の再発予防に使われる薬です。これまでに何百種類もの新薬の治験が行われたものの収穫はなく、既存薬のなかで認知症の予防に効くものがないかを探した結果、ヒットしたのがシロスタゾールだったそうです。

ただし、現状、シロスタゾールは認知症に対しての保険適応はありません。シロスタゾールの保険適応は、慢性の動脈閉塞症（動脈が詰まって末端まで血液が届きにくくなる病気）と脳梗塞後の再発予防のみ。

では、もう一つのエビデンスが知られている認知症予防の方法は何かといえば、実は歩くことなのです。正確にいうと、計算をしながら歩くこと。

これは、日本発のエビデンスです。愛知県にある国立長寿医療研究センターで行われた研究で、アミロイドβの沈着が認められ認知症が始まりかかっているMCIの人たちを集めて、毎日1時間、50から3ずつ引いていく計算をしながら歩いてもらったところ、1年後にはなんと脳内にたまりかかっていたアミロイドβが消えていたというのです。

ただ計算をしながら歩くだけ。頭を使いながら歩くということがポイントです。誰でもどこでもいつでもできる、こんなにも簡単なことで、認知症を予防できるのですから、やらない手はありません。

認知症がすでに始まっている場合は、どうでしょうか。

認知症の人は、食べたことを忘れて食べ続け、ブドウ糖依存症のような状態になってしまいます。だから、食事も大事なのですが、私の経験上、食事で認知症を治すのは難しい。予防と同じように、認知症の治療でも、実は歩くことが一番の治療です。

ただ、認知症の人は、歩いている途中で自分がどこに向かっているのか、どこにいるのかわからなくなって迷子になりやすいので、介護者も一緒に散歩をするといいでしょう。一緒に散歩をすることは、認知症の人だけでなく、実は介護者にとってもメリットがあります。

「介護うつ」という言葉があるように、家で介護をしているとなかなか思うとおりにいかなかったり、先の見えない不安からストレスを感じることが多々あるでしょう。まじめに介護を頑張っている人ほどストレスをため込んでしまいがちですが、一緒に散歩をすることで、お互いに気持ちが上向きになります。

歩くことと脳内ホルモンの関係については、182ページであらためて詳しく説明しますが、歩くと「幸せホルモン」のセロトニンが脳内で増えるのです。また、たとえば腕を組んで、手をつないで、肩を寄せて歩くと、オキシトシンというホルモンの分泌も高まります。これは、出産時に子宮を収縮させたり、乳汁を分泌するときに働くホルモンですが、「愛情ホルモン」ともいわれていて、安心感や幸福感、信頼感を高めてくれます。だから認知症の人ほど、誰かが付き添って、自由に歩かせてあげなければいけません。でも、現実は、逆になりがちです。

認知症と診断されたら、精神病院や施設に閉じ込められる人がいます。すると本人は「ここは自分の家ではない」とわかるからこそ、嫌がって、「帰りたい」と主張すれば、おとなしくするための鎮静剤が投与されてしまう。あるいは、病院や施設では、自由に外出して歩けないので、ただボーッと座ったまま一日が過ぎていく。そんな状態では、認知症は悪くなるばかりです。施設に入ったあとも毎日できるだけ歩くことが大切です。

あるお寺の住職さんがやっているデイサービスでは、広い境内で認知症の人たちが自由気ままに散歩できます。まるで放し飼い状態。そうすると、認知症の諸症状がどんどん良くなるのです。

認知症の人は迷子になるんじゃないか、外出させたら周りに迷惑をかけるんじゃないかと思われて、病院でも施設でも、あるいは在宅でも、閉じ込められてしまいがちですが、それは間違いです。認知症の人こそ、誰よりも歩かなければいけません。

歩くこと自体が脳にいい上、外を歩けば、商店街で買い物をしたり、近所の人に会って話したり、コミュニケーションが生まれます。そういう刺激がとても大事です。歩くということは認知症ケアに欠かせない要素だと思っています。

歩くことは、
認知症の最大の予防法であり、
最強の治療法。
歩かせない、社会との接点を
遮断する認知症ケアは
完全に間違っている！

4 うつ病も薬いらず、歩くだけで改善する

うつ病も、近年、患者数が急激に増えている病気です。

厚生労働省の調査によると、１９８４年には11万人だったのが、93年には20万人に、２００２年には55万人になり、２０１０年には70万人にと、すごい勢いで増えています。躁うつ病なども含めると、１００万人を超えているそうです。親戚、同僚、ご近所さんなど、身近なところでも、うつ病は珍しくなくなったのではないでしょうか。

なぜ、こんなにも急激に患者さんが増えているのでしょう？

現代はストレス社会といわれるように、何かとストレスが多いことも一因ですが、それだけではなく、「うつは心の風邪」「眠れないときは、お医者さんへ」といった早期受診を促すキャンペーンによって、うつ病患者が増えている——という指摘もあります。そして、こうしたうつ病キャンペーンの裏

で急激に増えているのが、抗うつ薬の処方です。

うつは薬で治すもの。そう考えている人が多いでしょう。

実際、うつ症状を訴えて医療機関を受診すると、たいていまず薬を処方されます。なかでもよく使われるのが、「SSRI（選択的セロトニン再取り込み阻害剤）」と「SNRI（セロトニン・ノルアドレナリン再取り込み阻害剤）」です。


実はこれらの薬の発売後、抗うつ薬の使用量が急激に増えています。1999年まで国内の抗うつ薬の市場規模は150億円ほどでしたが、SSRIとSNRIの発売後は、なんと年20％以上の伸び率で増え、2008年には1200億円ほどに。たった10年間で8倍にも増えています。

それでうつ病が治ればいいのですが、ただ漫然と薬を飲み続けている人がかなり多い。薬から卒業できず、一生薬漬けになってしまっている人もいます。

薬では、根本的な解決にはならないと私は思います。むしろ、日本の自殺率が高いのは、精神病の薬が関係しているのではないかという指摘さえあります。因果関係については詳しい検証が必要とはいえ、無視できない問題です。

歩けば抗うつ薬から卒業できる

うつの人は、歩けば治ります。うつ病は、脳内の「セロトニン」や「ノルアドレナリン」というホルモンが不足した状態ですが、歩けばこれらが脳内で増えるからです。だから、一日5分からでいいので、とにかく歩いてほしい。

私の外来には、うつ病の患者さんも毎日のようにいらっしゃいます。そのたびに「歩いてくださいね」「歩くと、薬がいらなくなりますよ」と伝えるものの、なかなか歩いてくれません。

確かに、歩くことも含めて何もやる気がしなくなって気が枯れている状態こそがうつ病なので、無理もないかもしれません。多くのうつ病患者さんは、明るいうちには外に出る気力が湧かないからと、暗くなってから、診療時間の終わり間際にいらっしゃいます。

ある程度以上の年代であれば、子どものころ、夏休みにラジオ体操に行った思い出があると思います。ラジオ体操に「行った」というよりも、無理やり早起きをさせられて、嫌々、「行かされた」という記憶かもしれませんが。でも、なんだかんだいっても、ラジオ体操会場に着いて、体を動かして、ハンコを押してもらうと、それなりに楽しかったり、清々しい気持ちになったりしたのではないでしょうか。

そんな記憶を思い出して、うつ病の人も、無理やりにでも体を起こして歩いてほしい。ただし、そう言われても無理ということであれば、毎日歩けるようになるまで、一時的に最低量の抗うつ薬を使うことは有益だと思います。

つまり、私は、抗うつ剤の意義を否定するわけではありません。ただ、ダラダラと使い続けると、依存が生じてやめたくてもやめられなくなるので、一日に5分、10分でも歩く気力が出てきたら、薬は徐々に減らしていって、最終的には歩くことだけにスイッチしていく。そうすると、初期のうつ病であれば、３カ月で克服することができます。

だから、「うつかな」と思って、最初に治療を受けるときに、どんな医者にかかるかも大事。薬漬けにするのではなく、薬は最小限に使い、歩くことを教えてくれる良き精神科医、もしくは良き内科医を選ばなければいけません。

抗うつ剤は歩けるようになるまでの一時的なもの

ところで、なぜ「3カ月」なのかというと、脳内ホルモンの状態を改善するのにおよそ3カ月かかるからです。

繰り返しになりますが、うつ病というのは、脳内の「セロトニン」や「ノルアドレナリン」というホルモンが不足した状態です。セロトニンもノルアドレナリンも、分泌量が多くなり過ぎると、問題が起こらないように抑制をかける「オートレセプター（自己受容体）」というものが備わっています。

セロトニン、ノルアドレナリンのレベルを高く保つには、分泌量を増やすことだけでなく、抑制する側も調整しなければいけないのですが、オートレセプターをつくる遺伝子に働きかけて、その発現をオフにするには約3カ月かかるそうなのです。だから、うつ病の克服には3カ月かかるので、3カ月間は継続して歩くことが大事。

ところで、SSRIという薬は、日本語では「選択的セロトニン再取り込み阻害剤」、SNRIは「セロトニン・ノルアドレナリン再取り込み阻害剤」でした。

セロトニンにしても、ノルアドレナリンにしても、神経から放出されて特定の「受容体」にくっつくと、作用を発揮します。その際、たくさん放出されて受容体とくっつかずに余った分は、神経の末端にある「トランスポーター」という再吸収口から吸収されていきます。この再吸収を邪魔して、神経に取り込まれないようにしようというのが、SSRI、SNRIのコンセプトです。

つまり、神経に取り込まれるのを防いで、セロトニン、ノルアドレナリンを増やそうという薬。ごくごく簡単に言えば、SSRIはセロトニンを増やす薬、SNRIはセロトニンとノルアドレナリンを増やす薬です。

でも、ここで思い出してください。歩くことで、セロトニン、ノルアドレナリンが分泌されるんでしたよね。実は、歩くということは、抗うつ薬と同じ効能を持っているのです。

あなただったら、薬を使ってセロトニンやノルアドレナリンを増やすほうがいいですか？　それとも、歩いてセロトニンやノルアドレナリンを増やすほうがいいですか？

当然、歩いて増やしたほうがいいですよね。抗うつ薬などの精神病薬は、依存性があり、長く使っているうちに薬がないと不安になって、やめられなくなってしまいます。あるいは使っているうちに、最初は効いていた薬も効かなくなってきます。だから、薬を長く使って、いいことは何もありません。

治療の初期に抗うつ薬が必要になることはあります。歩く気力がまったく出ない場合、一歩目のハードルを越えるために抗うつ薬の力を借りるのはいいでしょう。でも、早く薬から卒業して、「歩く」治療にシフトしていくことが肝心です。

私の患者さんのなかにも、歩くことで、うつ病を治した方が何人もいらっしゃいます。ある方は、うつ病で精神科の病院に通院していたものの、あるとき私のクリニックに来たのを機に、頑張って毎日歩くようになり、見事にうつ病を克服されました。それから10年が経ちましたが、再発することなく、今も元気にされています。

振り返ってみると、その方にとっては、うつ病は、ウォーキングに目覚めるきっかけになりました。ぜひほかの方も、うつを、歩く楽しみに出会うきっかけにしていただきたいと願います。

セロトニンを増やすなら、
薬よりも歩くことで。
抗うつ薬は、
歩ける状態になるまでの
〝つなぎ〟。

5 国民病の不眠症は、歩くだけで解決する

24時間営業のコンビニが当たり前になって、夜遅くまで営業する飲食店も増え、夜でも普通に生活ができる国になってきています。夜勤の仕事もあって、社会は回っているものの、深夜まで煌々とLEDがついている環境が、私たちの睡眠習慣を狂わせています。

実は、日本人の平均睡眠時間は、年々減ってきています。諸外国と比べても、短い。OECD諸国で比べると、韓国に次いで2番目に短いのが日本です。

睡眠不足は、糖尿病や肥満、心臓病、さらにはがんのリスクを上げるといわれています。睡眠時間と寿命も関連があり、7時間睡眠がいちばん長生きするというデータも。睡眠時間には個人差があるので、7時間睡眠にこだわる必要はありませんが、よくいわれる「最低6時間は寝なければいけない」には私も同感です。

そして、昔からいわれるように、理想は早寝早起きの朝型生活。外が暗い間に寝るというのが、基本です。

ところが、私が定期的に訪問診療を行っている介護施設のなかには、夕方6時に消灯のところもあります。夏の夕方6時なんてまだまだ外は明るいですよね。それなのになぜ、6時に電気を消して、入居者を寝させようとするのかというと、単純に、そのタイミングで日勤の職員から夜勤の職員に交代するからだそうです。

午後から寝ろと言われても、まだ明るければなかなか寝つけませんし、たとえ眠れたとしても、高齢になると睡眠時間は短くなっていくのが普通なので、6時間も眠れば自然に目が覚めます。そうすると、真夜中にパチッと目が覚めて、それ以上眠れないから、うろうろと徘徊してしまう。そして、深夜12時すぎに、「入居者が徘徊して困っています。なんとかしてください。薬で寝かしてください」なんて電話がその施設からかかってくることも。

自然な睡眠リズムをまるっきり無視していますよね。人間は機械ではないので、そんなに都合よく寝たり起きたりできません。この場合、不眠症というよりは、夕方6時に寝かせるほうが悪い。それで夜中に起きるのは当たり前でしょう。

一方、夜間高校の子どもたちと話していると、寝る時間のあまりの遅さに驚かされます。昔は、夜の10時か11時、遅くとも12時には寝るのが相場でした。深夜12時といえば、外はシーンとして静かだったので、町全体が寝ていたものです。

ところが、先日、夜間高校の子どもたちに健康の授業をしていて、普段何時に寝ているのか聞いてみたところ、12時までに寝ている子はゼロでした。1時、2時、3時くらいからちらほらと手が上がりはじめ、いちばん多かったのは朝の4時、5時くらい。朝8時、9時、10時でも、まだ手が上がっていました。朝10時に寝るということは、完全に昼夜逆転です。

話を聞くと、夜間高校に通っているから昼夜逆転しているというより、朝起きられないから夜間高校に通っているという子が結構多いのです。眠るべき時間に眠れず、睡眠時間が後ろにずれてしまうことを「睡眠相後退症候群」といい、若い人たちの間で増えています。つまり体内時計の乱れです。

この問題は非常に根深く、昼夜が逆転してしまったために学校に行けなくなったり、就職できなかったりして、社会からドロップアウトしてしまう。そしてやがて貧困につながる……という負の連鎖を生んでいます。だから、良い睡眠習慣を身につけることはとても大事です。

睡眠薬よりも午前中の散歩を

良い睡眠習慣を持つには、昼間、少しでも歩くことが大切。特に高齢者の場合、昼間の活動量が少ないために、夜眠くならないという人が結構います。疲れていないから眠くもならないという、ごくごく単純なことだったりするのです。逆に、昼間ハイキングにでも行って、半日歩き続けたら、どんな人でも夜はぐっすりですよね。私も、ゴルフに行った日の夜などは、疲れてバタンと寝てしまいます。

だから、「眠れないんです」と言ってクリニックにいらっしゃる患者さんには「歩いてくださいね」とお伝えします。「歩けば、自然に眠れるようになりますから」と。

もう一つ、朝日を浴びることもとても大事です。

朝日を浴びることが大事な理由は二つあります。一つは、朝日を浴びると、体内時計がリセットされるということ。体内時計は24時間よりもちょっと長い周期で働いています。ところが一日は24時間周期なので、そのままにしていると少しずつ狂ってしまう。それをリセットしてくれるのが朝日を浴びることなのです。

また、朝日を浴びると、夜間に「メラトニン」が分泌されるようになります。メラトニンとは、睡眠ホルモンと呼ばれるもの。メラトニンが脳の松果体から分泌され、夜になると脈拍、体温、血圧が下がって自然な眠りに入っていくのです。このメラトニンは、朝、光を浴びてから14~16時間後に分泌されるといわれています。

以上のことから、不眠症には午前中のうちに歩くのがおすすめです。起きてすぐでもいいですし、少し食べてからでもいいでしょう。午前中に朝日を浴びながら歩くことで、体が「朝だ！」と認識します。そして適度な疲れが、夜に眠気をもたらしてくれます。

「夜眠れないから」と睡眠薬を毎晩飲んでいる人がいますが、不眠症も本来、薬はいりません。日本は実は睡眠薬天国で、睡眠薬の主流である「ベンゾジアゼピン系」という睡眠薬の人口あたりの消費量は、アメリカの6倍ほど。中国に比べればなんと45倍も多いのです。しかも、多くの睡眠薬は依存性があるため、海外では処方が規制されている一方、日本では使い放題です。

2014年から「3種類以上の睡眠薬を一度に処方したら診療報酬を原則認めない」というルールが設けられましたが、睡眠薬を使い続けることを規制するものではありません。だから、相変わらず、睡眠薬を漫然と飲み続けている人は多い。

特に睡眠薬を欲しがるのが高齢者ですが、高齢者ほど、睡眠薬はリスクが多いと心するべきでしょう。もともと足腰が弱い高齢者が睡眠薬を飲むと、夜間に転倒するリスクが高まるのです。今、日本では「マイスリー」という睡眠薬が最も多く飲まれていますが、この比較的副作用が少ないといわれるマイスリーでさえ、夜間転倒のリスクがあることがわかってきました。

高齢者の場合、転倒しやすい上、転倒が命取りにもなりやすい。家の中で転んだだけで肩甲骨や大腿骨を骨折したり、腰椎の圧迫骨折を起こしたり。さらにこうした骨折が原因で要介護、寝たきりになったり。さらに言えば、睡眠薬が認知症を発症するきっかけになることも。正直なところ、睡眠薬にはいいことは何もありません。なるべく近づかないことです。

ですから、「夜眠れない」と悩んでいる人は、薬に頼るのではなく、ぜひ午前中に散歩を始めてください。また、すでに睡眠薬が手離せなくなっている人も、しっかり歩くようにして、少しずつ睡眠薬を減らしていきましょう。

急にゼロにすると不安でしょうから、まずは半分にして、半分でも眠れればさらに半分に……と減薬を続け、最終的にゼロをめざす。歩くことを習慣にすれば、睡眠薬からも必ず卒業することができます。

多くの睡眠薬は依存性があり、
転倒・認知症リスクを上げる。
子どもも高齢者も、
朝日を浴びながら歩けば
体内時計が整って、
睡眠薬いらずに。

6 逆流性食道炎も便秘も一挙に改善、腸内フローラが脳を変える

逆流性食道炎、胃食道逆流症、機能性胃腸症、過敏性腸症候群——。小難しい漢字を並べましたが、いずれも、ごくごく簡単に言ってしまえば胃腸の調子が悪いという病気です。

逆流性食道炎とは、胃液や胃の内容物が食道に逆流して、食道に炎症を起こし、胸やけなどの不快な症状を起こす病気。胃食道逆流症とは、胃酸や胃の内容物が食道内に逆流することで起こる病態の総称で、逆流性食道炎も胃食道逆流症の一つです。

一方、機能性胃腸症とは、胃を検査しても何も異常はないにもかかわらず、胃の痛みや胃もたれ、腹部の膨満感などの症状が続く病気のこと。そして、過敏性腸症候群とは、腹痛や腹部の不快感を伴う下痢・便秘が繰り返される病気で、排便後に症状が軽快することが特徴です。

いずれも最近増えているといわれていますが、昔であれば、ほとんどが

「胸やけ」「胃もたれ」「下痢」「便秘」といった言葉ですまされていたものばかり。それらに立派な病名がついて、治療薬の対象になっています。

これらの病気の共通点は、内視鏡で食道を見ても、胃を見ても、腸を見ても何も異常はないけれど、働きがおかしいということ。こうした、器質的には異常がないのに、機能が悪いという状態の人がとても増えています。

では、胃腸の働きをコントロールしているのは何かと言えば、自律神経です。よく知られているとおり、自律神経には、活動していたり、緊張・ストレスのあるときに働く「交感神経」と、リラックスしたときに働く「副交感神経」があって、この二つのバランスが乱れると、自律神経の支配下にある胃腸の動きも悪くなります。

「胃腸の調子が悪いのは、実は自律神経の働きが悪いからなんですよ」と患者さんに言うと、「じゃあ、自律神経の働きを良くする薬をください」と言われてしまうのですが、必要なのは薬ではありません。やっぱり歩くことです。

自律神経の働きを良くするにはどうしたらいいかというと、歩くことに尽きます。みなさんも当然ながら心当たりがあるはずです。歩けばお腹がすいて、腸が動きますよね？

実は、昔の日本人は、便秘がほとんどない民族でした。そして、日本人は世界でいちばん良い便を出す民族ともいわれていました。この事実は、消化器領域で最も権威のある医学誌である『ガストロエンテロロジー』にも掲載されたほどです。

世界の民族の糞便を比べると、日本人の便は容積が十分で重量もあり、最も水に沈む便だったのです。ちなみに、日本では、便をイラストにするとソフトクリームの上の部分のようにどっしりと描きますよね。そんなふうに描かれるのは、実は日本くらいのもの。

なぜ日本人は便秘がなく、便の質が世界一良かったのかというと、食物繊維豊富な野菜をたくさん食べて、よく歩く民族だったからです。ところが、今ではすっかり逆で、野菜を食べなくなり、歩かなくなりました。そのせいで、「便秘薬をください」という人が毎日毎日クリニックに来られます。

しかも、多くの患者さんは、求める便秘薬も1種類ではないのです。2種類、3種類、4種類もの便秘薬を「ください」とおっしゃいます。なかには、一般の便秘薬では効かなくなって、毎日イチジク浣腸を使っている20代の女性患者さんも。

そういう患者さんには必ず「歩いてくださいね」と言うのですが、なんだかんだと理由をつけて歩いてくれません。そして、ふと足元を見ると、「これじゃあ、歩く気にならないだろうな」というハイヒールを履いている女性の多いこと。ハイヒールを履いて、「便秘なんです。薬をください」と診察室に入ってくる患者さんを見るたびに、なんだかなあ、と思ってしまいます。

「便秘には野菜をたくさん摂ったほうがいい」「ヨーグルトもいいらしい」「プルーンやバナナもいいらしい」など、便秘に効く食べ物についてはよく耳にするでしょう。実際に、試してみた人も多いのではないでしょうか。

生物は、食べて出すのが基本ですから、確かに「何を食べるか」はとても大事。とはいえ、食事だけで解決するには限界があります。やっぱり歩かないとダメなのです。

しかし寝たきりになれば、たいていの場合、次第に自力で排便することが難しくなっていきます。それで、浣腸や摘便（お尻に指を入れて便を取り出すこと）のお世話になることになります。

そもそも横になっている姿勢はいきみにくいので排便がしにくいという問題もありますが、加えて、歩かないために全身の筋力が落ちていること、歩かないために自律神経がうまく働かなくて腸のぜん動運動が弱まっていることも原因です。やはり、歩ける人は、歩いてこそ、自律神経が活性化されて、胃腸のぜん動運動が自然に活発化するのです。

便秘薬はお腹が張ってつらいとき、一時しのぎに使うのはいいでしょう。でも、よく歩けば薬はいらなくなります。歩けば腸が動く。ごくごく単純で簡単なことなのです。

腸が脳をコントロールしている

ところで、少し話が変わりますが、最近、「腸内細菌」とか「腸内環境」という言葉をよく耳にしませんか？

腸内細菌とは腸内にすみついている細菌のことで、人間の腸の中には3万種類、1000兆個もの腸内細菌がすみついているそうです。人間の体を構成する細胞の数は約60兆個といわれているので、それよりも多い数の細菌を、私たちは腸内に宿しているのです。それぞれの腸内細菌は、種類ごとにまとまりをつくって、腸の壁にすみついています。

腸内細菌を大雑把に分けると、2割が「善玉菌」、1割が「悪玉菌」、そして残りの7割が善玉でも悪玉でもない「日和見菌」だそうです。ただ、このバランスは、あくまでも健康な人の場合。人間社会は、環境が悪くなると、良い人が減って悪い人が増えてきます。腸内細菌も人間社会と同じで、腸内環境が悪くなると、悪玉菌の割合が増えて善玉菌の割合が減り、体に悪い影響を与えるようになってきます。

腸内環境が悪くなると便秘になりやすいというのは、誰しもイメージすることだと思いますが、それだけではなく、免疫力も低下しますし、脳内ホルモンのバランスまで悪くなります。実は、腸は最大の免疫器官ともいわれていて、体内の免疫システムの大半が腸に由来するのです。だから、腸内環境が悪くなるということは、腸内だけの問題ではなく、体全体の免疫環境が悪くなるということ。

そして、43ページのうつ病のところで紹介した幸せホルモンの「セロトニン」も、その大半が腸でつくられています。腸は、さまざまなホルモンを放出する内分泌器官でもあるのです。だから、腸内環境が悪くなると、脳内ホルモンのバランスも悪くなります。

みなさんは、脳と腸の支配関係は、「脳が上で腸が下」と考えていたかもしれません。でも実際は、腸のほうが上位なので、どちらかといえば腸が脳を支配しているのです。

このことは、生物の進化の過程を見ても明らかです。地球上に最初に多細胞生物が出現したのは40億年前で、動物に進化したのは5億年前ですが、最初に備わった器官は腸でした。今でも、ヒドラやイソギンチャクなど、脳や心臓は持たず腸しか存在しない腔腸動物がいる一方、腸を持たない動物はいません。やっぱり脳よりも腸が先なのです。

胃腸を正しく動かすには、
良い食事に加えて、
歩いて自律神経を整えること。
歩けば腸内環境が良くなる。
腸が変われば脳も変わる。

7 線維筋痛症も喘息もリウマチも、痛い病気こそ、頑張って歩け！

「線維筋痛症」という病気があります。耳慣れない名前だと思いますが、最近、特に若い女性に非常に増えています。体のどこにも異常がないにもかかわらず、筋や筋肉があちこち痛くなるという病気です。

痛みの強さは患者さんによっていろいろで、何もしなくてもうずくような痛みがあり、ちょっと触れられただけで、痛みで飛び上がる人もいますし、触らなくても、ただ手をかざしただけで「痛い！」とおっしゃる方も。痛みを抑えるために痛み止めを使うのですが、あまりに痛みが強いときにはモルヒネを使うこともあるほどです。

この線維筋痛症という病気は、原因はまだ明らかになっていません。ただ言えるのは、「疼痛閾値《とうつうしきいち》」が下がっているということです。疼痛閾値と書くと小難しいのですが、簡単に言えば、脳が「痛い」と感じるハードルが下がっているということ。つまり、痛みにひどく敏感になっているということです。

身近な病気では、頭がズキンズキンと痛む「片頭痛」も、脳が敏感になっているという点では共通しています。片頭痛はかなりよくある病気ですが、その原因には諸説あり、いまだにはっきりとはしていません。

現在有力とされているのは「三叉《さんさ》神経血管説」というもの。何らかの刺激によって脳神経の一つである三叉神経の末端が刺激されることがすべての始まりで、それが血管の拡張や炎症を起こしたり、頭痛を引き起こすという説です。

さらに東京女子医大の清水俊彦先生は、「脳過敏症候群」という新しい概念を打ち出して説明されています。片頭痛は脳の興奮によって起こり、適切な治療を行わずに痛み止めなどでごまかしていると、脳の興奮が蓄積されて、次第にちょっとした刺激でも興奮しやすくなり、頭痛やめまい、耳鳴り、吐き気といった不快な症状を引き起こしやすくなる、というもの。

この脳過敏症候群という概念は、まだ正式に医学会で認知されているものではありませんが、私は、脳が過敏になっている脳過敏症候群という病態は確かにあるだろうし、非常に増えていることを実感しています。

また、「過敏になっている」といえば、「関節リウマチ」などの自己免疫系の病気、「アトピー性皮膚炎」「気管支喘息」といったアレルギー系の病気も、過敏になっている状態です。

関節リウマチは、指の関節や、足首の関節など、あちこちの関節が痛むという病気。通常は異物から体を守るために働くはずの免疫システムが、間違って自分自身の体の一部を攻撃してしまうという、免疫システムの異常反応によるものです。現在、国内にはおよそ70万人もの関節リウマチ患者さんがいます。

アトピー性皮膚炎は、強いかゆみを伴ったぶつぶつが繰り返しできる病気で、そのベースには、免疫システムが過敏に働いてしまうという体質があります。一方、気管支喘息はというと、気管支の粘膜が過敏になっている状態で、空気の出入りに過敏に反応して、ちょっと冷たい空気が入ると、気管支が痙攣《けいれん》してしまう。

ほかに「咽頭《いんとう》神経症」という病気も、喉に何も異常はないにもかかわらず、喉が詰まったような感じ、イガイガする感じがあるというもので、喉が過敏になっている状態です。聞き慣れない病名かもしれませんが、町医者として外来診療を担当していると、毎日1人か2人は、咽頭神経症の患者さんに出会います。

それから、突然、強い不安に襲われて動悸や息切れがするパニック発作を起こす「パニック障害」も、実は、脳が過敏になっている状態です。芸能人の方にも多く、特にきれいな女優さんで「実はパニック障害でした」「パニック障害を克服しました」と、カミングアウトされる方は結構多いですよね。

原因はまだよくわかっていませんが、ノルアドレナリンを出す神経が過剰に興奮して、ノルアドレナリンの量が過剰になっているのが、パニック発作の引き金ではないかといわれています。ノルアドレナリンというのは、主にストレスに反応して出されるホルモンでもあるので、体がストレスに対して過敏に反応している状態ともいえます。

甘いもの好き、歩かない人に多い病気

線維筋痛症、片頭痛、関節リウマチ、アトピー性皮膚炎、気管支喘息、咽頭神経症、パニック障害――。バラバラといろんな病名を挙げてきましたが、私はこれらはすべて一連した病気だと捉えています。

痛みを感じる脳が過敏になっている、あるいは免疫システムが過敏になっている、皮膚が過敏になっている、粘膜が過敏になっている……など、何らかの過敏性を持っていることが正体で、そうした病気がとても増えています。

そして、こうした病気の患者さんを外来で多く診ているうちに、ある傾向があることに気づきました。一つは、甘いものが大好きで砂糖をたくさん摂っているということ。もう一つは、歩かないということです。

砂糖がなぜ体に悪いのか、なぜこうした病気と砂糖が関連しているのかは、諸説あって、まだ明確にはなっていませんが、砂糖が体に悪いということは、残念ながら間違いありません。線維筋痛症、片頭痛、気管支喘息……といった先ほど挙げた病気の患者さんに、砂糖を控えてもらうだけで症状が良くな

ることは珍しくないのです。これらの病気と砂糖の関連性は、町医者として日々実感しています。

砂糖の悪影響については、WHO（世界保健機関）も、「砂糖は、全摂取カロリーの5％未満に」「一日小さじ6杯分までに控えること」と、砂糖の摂取量についてガイドラインを発表しているほどです。甘いものを我慢できない人は、すでに砂糖依存症になっているので、気をつけてください。

また、痛みや不快感、不安感といった感覚が過敏になっていると、「痛いから歩きたくない」「不快な症状があるから歩きたくない」「不安になるから外に出たくない」など、症状のせいで歩くのがさらに億劫になってしまいます。そして、歩かないからさらに悪くなるという悪循環に陥りがち。

関節リウマチの薬は、1カ月分で自己負担額が数万円もするものもあり、「一生、高い治療費を払い続けるのか……」と悲観される患者さんもいます。でも、悲観する必要はありません。砂糖を控えること、そして毎日歩くこと。ただそれだけでみるみる改善するのですから、頑張って歩きましょう！

甘いものばかり食べて歩かないと、
線維筋痛症、片頭痛、
リウマチ、喘息、アトピー、
パニック障害など
〝脳過敏症〟を引き起こす。

8 がんの最大の予防法はこんなにも単純だった

2人に1人ががんにかかり、3人に1人ががんで亡くなるというのが、私たちが今置かれている状況です。がんにかかる人、がんで亡くなる人がこれほど多いだけに、「がんをいかに予防するか」は、多くの人にとって関心の高いところでしょう。

国立がん研究センターがん予防・検診研究センターは「がんを防ぐための新12か条」として、12の予防法をまとめています。具体的には、「タバコは吸わない」「他人のタバコの煙をできるだけ避ける」「お酒はほどほどに」「バランスのとれた食生活を」などで、どれももっともなのですが、一言で言えば、生活習慣病の予防こそが、最大のがん予防になります。

糖尿病、高血圧、脂質異常症といった生活習慣病は歩けば歩くほどに改善する、現代病の大半は歩かないことが原因であるということはすでに書いたとおりです。歩かない生活が、生活習慣病をつくり、がんをも引き起こします。

実は、人間というのは、最もがんになりやすい動物です。人間の場合、およそ30％の人ががんで死ぬわけですが、他の動物はといえば、人間と99％の遺伝子が共通しているといわれるチンパンジーでも2％以下、犬や猫はもっと低くて1％以下、水の中を自由に泳ぎ回っている魚はさらに低くて0・1％未満だそうです。

一方で、ペットとして飼われている犬や猫の死因は、人間同様にがんが多く、ペット犬の3割ががんで死んでいるという調査結果もあります。人間と一緒に暮らすというストレスが、がんを増やしてしまっているのでしょう。

動かない動物ほどがんになるということは、はっきりしていて、常に動き回っている野生の動物はほとんどがんになりません。人間も同じで、アフリカの未開の地に暮らす民族など、日の出とともに起きて日が暮れるとともに寝て、よく歩く生活をしている人たちには、がんという病気はありません。

そういう意味では、がんは、自然な睡眠リズムが乱れて、歩かなくなってしまった人がかかる、文明病ともいえます。

では、なぜ、がんができるのでしょうか。がんの直接的な原因は、遺伝子の傷です。

遺伝子の傷は、親から受け継いだ遺伝によるものもありますが、大半は、タバコや紫外線、化学物質、ストレス、バランスの悪い食事などの後天的な要因、あるいは突然変異でついてしまいます。

通常は、傷がついても、その都度ちゃんと修復されるのですが、ときには、細胞分裂のときに傷ついたままの遺伝子がそのままコピーされてしまうことがあります。遺伝子のコピーミスは老化に伴って増えるので、がんは老化現象であるともいわれています。そしてそうした遺伝子の傷がいくつか重なった結果、がん細胞が生まれてしまうのです。

とはいっても、実は健康な人の体内でも、毎日小さながん細胞は生まれていて、一日に5000個ものがん細胞が生まれては消えているという説もあります。体内で生まれた小さながん細胞を見つけて退治してくれているのが、私たちの体にもともと備わっている免疫システムです。

パソコンも、ウイルス対策ソフトを導入していると、悪さをしそうなウイルスを自動的に見つけ出して駆除してくれますよね。それと同じような働きが、私たちの体の中にも備わっているのです。

ところが、免疫力が低下していると、一部のがんを取り逃してしまいます。あるいは、そもそも遺伝子の傷がつきやすくなるのです。

だから、遺伝子の傷がつきにくくするために、そして遺伝子のコピーミスが重なってがん細胞が生まれてもちゃんと撃退するために、免疫システムの働きを高めるということがとても大事。その一番の方法が、歩くことです。歩くほどに、免疫細胞たちが活性化されます。

最近の研究で、適度な運動を行っている人は、そうでない人に比べて、免疫細胞のなかでもＮＫ（ナチュラルキラー）細胞の活性が高まることが明らかになってきました。ＮＫ細胞は、まさにがん細胞を撃退してくれる心強い味方です。

ただし、ここで「適度な運動」と書いたのは、あまりハードな運動はかえって免疫力を下げることもわかっているから。ハードな運動は、人間の細胞や遺伝子を酸化させて傷つける「活性酸素」を増やしてしまうのです。なおかつ、ＮＫ細胞を高めるには楽しんで運動することも大事だそうです。だから、楽しく歩くことが大事。

がんを予防するために高額なサプリメントを飲んだり、健康食品を取り寄せたりといろいろ頑張っている人は多いのですが、実は歩けばいいだけ。何より大事なのが歩くということです。

がんは老化の一種でもあるので、長生きすればするほど、がんになる確率も上がります。老化現象としてのがんを１００％予防することはできませんが、それは仕方のないこと。避けたいのは生活習慣によってつくられるがんです。その人に応じた時間の中で、歩けば歩くほどがんのリスクを減らせる。それは確かです。

体を動かすことで元気を取り戻していった末期がんの患者さん

最後に、一人の患者さんの話を紹介しましょう。60代の男性の方で、がんが見つかったときにはすでに骨に転移していて、ステージ4の肺がんと診断されました。病院の医師から、余命が限られていることを告げられ、抗がん剤をすすめられたものの、拒否されて「家で看取ってほしい」と、私のクリニックにいらっしゃったのです。

最初にお会いしたときには、正直なところ、今にも死にそうなほどにエネルギーが低下していました。ところが、その後は、2週間に一度クリニックに来るたびに、日焼けして元気になっていて、腫瘍マーカーもどんどん下がっていったのです。2カ月ほどするころには、腫瘍マーカーの値は20分の1くらいにまで下がりました。

その間、私が行った医療行為は、「補中益気湯《ほちゅうえっきとう》」という漢方薬を、免疫力を高めるために飲ませただけ。そして、毎日歩いてもらいました。その方は、野菜づくりが趣味で、農園を借りて毎日その農園に通い、農作業に励んでおられました。そしてできた野菜を友人知人に送っておられました。

そんな生活をしているうちに、すっかり精悍な顔つきになって、元気を取り戻していったのです。腫瘍マーカーも下がったまま維持されていましたが、最初にクリニックに来院されてから4カ月ほど経ったとき、農作業の途中に急に息苦しくなったそうで、それから1週間後にご自宅で息を引き取られました。平穏死でした。しかし不思議なことに、肺がんの腫瘍マーカーは最期まで下がったままでした。どうして腫瘍マーカーが急に下がり、一時は、農作業を楽しめるほどに元気を取り戻されたのか。歩くということがどれだけ効いたのかは定かではありません。でも、歩くことで相当に免疫力が上がったと思われるケースでした。また、この方の場合は積極的な治療は望まれなかったので行いませんでしたが、手術や抗がん剤、放射線といった積極的治療を受けるときには、治療に耐えられるだけの体力があるかどうかも大事です。そういう意味でも普段から歩いて体力をつけることが大切。

がんになったらゆっくり休んで安静にしていなければいけないと思っている人は多いのですが、がんになったからこそ、歩かないといけません。

がんを予防するには、
まず歩くこと。
がんになってからも、
歩ける限り歩く。
歩くことで免疫力が上がり、
治療に耐えられる体ができる。

9 風邪も歩いて治せ。ただし体力に余裕のある人は

風邪をひいたとき、あなたはどうしますか？

やっぱり医者にかかる、市販薬も含めて薬を飲むという人がほとんどでしょう。

一般の人にとっては、これがごく一般的な風邪の治し方だと思いますが、私はおすすめしません。なぜなら、風邪に効く薬は存在しないからです。風邪薬ができたらノーベル賞級の発見かもしれません。

いやいや、医者にかかったら、薬を処方してくれるじゃないか——。

そんな反論が聞こえてきそうですが、それは風邪を治す薬ではありません。風邪によって生じた症状を抑える対症療法の薬です。症状ごとに薬が出るため、たかが風邪で3〜5種類くらいの薬が処方されます。なんでこんなに飲まなければいけないんだろうと、不思議に思ったことはありませんか？　風邪をスパンと治す薬が存在しないからこそ、ごちゃごちゃと複数の薬が出る

のです。
このことは本や新聞の連載など、折に触れて書いているものの、それでも私の外来にも「風邪をひきました。薬をください」と言って、患者さんが来ます。「風邪に効く薬なんてないんですよ」なんて言っても納得してもらえず、ときには「薬くらい出しなさい」と叱られることさえあるので、仕方なく、「安静にしてくださいね」と言って、つらい症状を和らげる薬を少しだけ出します。

正しくは、風邪の治し方は次の2通りです。一つは、ひたすら休んで自分の体力が戻ってくるのを待つという方法。ただ安静に過ごすということです。風邪をひいて熱が出たり、鼻水が出たりするのは、体が一生懸命に自然治癒力で治そうとしている証拠。熱が出るのは免疫細胞たちが闘っている証拠ですし、下痢や鼻水も、余計な菌やウイルスを体の外に出そうとするから。だから、本当は薬で抑えないほうが、むしろ早く治ります。特に、薬で症状を抑えて治った気になって、忙しく働いていたりすると、余計に長引きます。

風邪をひいたら、自前の免疫細胞たちに頑張ってもらって、その間は十分に休息を取ってゆっくり過ごすというのが、本来あるべき治し方です。

もう一つの治し方はというと、これはあまり万人にすすめられるものではありませんが、私自身は、風邪をひいたかなと感じたときほど、歩くようにしています。ひき始めに「葛根湯」を飲んで、それから歩いて少し汗をかき、お風呂に入ってゆっくり休む。たいていはこれで良くなりますが、翌日にもまだ風邪症状があれば、今度は「小青竜湯《しょうせいりゅうとう》」を飲みます。私の風邪はだいたいこれで治ります。

なぜ歩くのかというと、先ほどのがんの話でも書いたように、歩くことでNK細胞が活性化されて、免疫力が高まるからです。ただしこの方法がすすめられるのは、体力に余裕がある人。若い人や体力に自信がある人は、歩いたほうがかえって早く治ることがあります。試してみてください。

また、普段から歩いている人は、免疫力が上がっているので、そもそも風邪をひかない。ひいてもすぐにケロッと治ります。

風邪を治せる薬はない。
早く治すには、ひたすら休むか、
ひき始めに歩くか。
風邪を治せるのは、
自分が持っている自然治癒力のみ。

第2章

医療の常識に騙されるな

10 なぜ歩くことは国民運動にならないのか

生活習慣病も認知症もうつ病も不眠症も逆流性食道炎も便秘も喘息もリウマチも、歩くだけで良くなるなら、どうして国はもっと歩くことをすすめないのでしょうか。本気で国民のことを思うのなら、歩くことを国民運動にすればいいのに、そうはしません。なぜでしょう? 国は、いちばん大事なことはあえて言わない。どうやらそういうものなのです。

たとえば、メタボに対しては国を挙げてのメタボ対策が行われています。メタボ予防のために食事は腹八分目にしましょう、塩分の高い食事も良くないので減塩にしましょう、ということはよく耳にします。これらも確かに大事です。でも、いちばん体に悪いタバコについてはあまりしつこくはいいません。

がんも、脳卒中や心筋梗塞も、認知症も、タバコが悪いということはわかりきっているのに、国は、一方では「タバコは害になります」と啓発しているそぶりを見せつつ、タバコを吸える年齢を引き下げて18歳からにしようなんて話し合っています。タバコ産業をかばってのことでしょう。ダブルスタンダードになっています。タバコからの税収という目先の利益のために、いちばん大事なことにはあえてメスを入れないのです。

メタボ対策をなぜ行うのかといったら、動脈硬化の進行を防ぎ、心筋梗塞や脳卒中といった命を奪う怖い病気を未然に防ぐことが究極の狙いです。心筋梗塞や脳卒中の最大の原因はタバコなのだから、真っ先に禁煙を推し進めなければいけないのに、いまだに喫煙人口は2割もいます。男性にいたっては、いまだに3割もの人がタバコを吸っています。先進国のなかで、公共の場でこんなにもタバコが吸える場が確保されている国も珍しいでしょう。

どうしていちばん大事なことを言わないのかといったら、病人が減ったら医療界が困るからではないでしょうか。もしも本気でみんなが禁煙や歩くことに取り組んだら、一般の開業医に来る患者さんは、半分に減るのではないでしょうか。そうなったら、倒産するしかありません。病院も、かなり患者さんが減るはずです。

患者さんが減ったら医療界が困る。そのことを政治家もわかっているから、医師会や病院協会に気を遣ってあえて言わないのでしょうか（笑）。国民の健康よりも、医療界の繁栄なのでしょうか。

一般の人が聞いたら、「そんな……」とショックを受けるかもしれませんが、インフルエンザだって、「今年は流行りそうなので気をつけてください」と注意を促しながらも、製薬会社のなかには「今年も流行ってくれて助かった」なんて喜ぶ人もいます。

もっと言えば、逆流性食道炎とか、過敏性腸症候群とか、過活動膀胱とか、急に耳にするようになった病名ってありますよね。昔はただ胃もたれとか胸やけと呼ばれていたものが逆流性食道炎と呼ばれるようになり、ただの下痢、便秘と言われていたようなものが過敏性症候群に。年を取ったらトイレが近くなるのは自然なことなのに、過活動膀胱と呼ばれるようになりました。もっともらしい病名がつけられて、「医者に行きなさい」「薬を飲みなさい」と言われる。これを、「医療化」といいます。認知症だって、医療化の一つでしょう。病名をつけて治療の対象にすれば、新たな市場が生まれます。市場が生まれれば、それを喜ぶ人がいるわけです。

一方、歩くことというのはあまりにも単純で、何の利権も生まれず、逆に患者さんが減って困る人が出てくるのでしょうか。だから、国は本気ですめようとしないし、国民の間にも広がらないのだと思います。

日本は世界の製薬企業に狙われている

本来、日本は国土が狭く、平野は限られているので、歩きやすい国のはずです。実際に、昔はみんな普通に歩いて行き来していました。今の人は電車を乗り継いで、複雑な乗り換えをしながら通勤をしていますが、東京なんか特に、歩くのに最適の都市。ちょっと歩けばどこかの駅にたどり着くので、毎日の通勤に「歩き」を組み込みやすいはずです。

ところが、歩かないことを前提に生活をしていて、社会も国民が歩かないことを前提にできていて、病気になることを前提に、介護施設や医療施設が増えています。国としては、医療や介護を一つの産業と考え、大事にしているのでしょうか。

今、日本の医療費はおよそ40兆円。そのうち、8・5兆円ほどが薬剤費です。つまり、薬だけで、8兆円を超える大きな市場があります。そのマーケットを活性化するために、新しい病気がつくられ、患者さんもつくられてしまう。

年を取るとどこかが悪くなるのは当たり前なのに、それを「病気だ」と言っては、「薬を飲みましょう」「ずっと飲み続けなければいけませんよ」などと言っているのは、いかがなものか……。患者さん側もそんな医療界や製薬業界の口車に乗せられて、病院に行くうちに、気づいたら10種類、20種類の薬を処方され、薬漬けになっていたりします。

今、製薬業界はどんどんグローバル化しています。そのなかで日本は、外資系製薬企業にとって完全に狙われた市場になっています。というのは、国民皆保険制度が整っていて、じゃぶじゃぶと税金がつぎ込まれ、どんどん薬を使ってくれる国なんてほかにないからです。

それで、啓発活動と称して、「こんな病気が増えていますよ。こんな症状があったらお早めに病院へ」とCMを打ったり、日本の不勉強な医者を洗脳する。講演会を行ったりしては、素直な国民を騙しています。「騙す」という言葉をつい使ってしまいましたが、はっきり言ってしまえばそうなのです。

国は、「医療費がかさむから」と言ってジェネリックを一生懸命すすめていますが、それよりも、いらない薬を減らすほうが本来は先のはず。一番の害のタバコを黙認しているのと同じように、目先の利益を優先して、本質部分にはあえて切り込まないのです。

本当に賢い人は、そういうからくりに気づいて、セルフケアを大切にしています。80歳、90歳でも一度も病院にかかったことがないという方がときどきおられるのです。そういう人をぜひ表彰してあげてほしい。

今は、介護保険も医療保険も「使わな損」と考えている人が多いように感じます。若い人たちが少なくない税金を支払って支えてくれているのだから、なるべく医療や介護のお世話にならなくてすむよう、セルフケアに励んでほしい。その方法としていちばん簡単で、いちばん効果の大きいのが「歩く」ということです。

なぜ、新しい病名が増えるのか。
〝医療化〟で、
病気と患者がつくられている。
騙しているのは、誰かいな？

11 薬で老化は治りません

年を取れば取るほど、誰だって病気や障害が増えます。

膝が痛い、腰が痛い、目がかすむ、耳が遠い、トイレが近い――。

これらは、「病気」というより、「年のせい」です。

でも今は、すでに書いたとおり、こうした当たり前の老化現象にそれらしい病名がついて医療化されています。病名がつくから、患者さんも治すために病院に足繁く通います。

そもそも患者さん自身、「年のせいですね」「老化現象ですね」と言われるよりも、「○○という病気です」と言われるほうが嬉しいようです。80歳、90歳というお年であっても、「年のせいですね」は禁句で、「老化」なんて言おうものなら激怒されることもあります。

でも、本来は老化であるそれらの症状は、医療を使って痛みなどのつらい症状を取り除くことはできても、根本を治すことはできません。医者にかかっても、薬を飲んでも、注射を打っても、老化を止めることは残念ながらできないのです。

唯一できることがあるとすれば、その人自身の努力だと思います。自然な老化を加速させている生活を見直す。あるいは、自分がもともと持っている免疫力を上げる。医者にできるのは、それらを導くように、言葉でアドバイスをすることだけです。

それなのに、製薬企業の思惑に乗せられて、薬を処方することが仕事だと思い込んでいる医者の多いこと。

訪問診療を依頼されて、初めてご自宅にうかがうと、たくさんの薬が山盛りになっていることがしょっちゅうです。見ると、降圧剤、骨粗しょう症の薬、ビタミンD、鎮痛剤、血液をサラサラにする薬、胃薬、整腸剤、抗認知症薬、睡眠薬……など。同じ効能の薬を2種類、3種類、4種類と処方されていることもよくあるので、すぐに10種類、20種類を超えます。

一つひとつの症状に薬を処方する前に、「歩きましょう!」と言って、歩くことをすすめたほうが、どれだけ患者さんのためになることか。患者さんのほうが利口で、「先生の言うとおりに飲んだら死ぬので、適当に間引いて飲んでいた」とか「全部飲んだらお腹いっぱいになるので、飲めない」なんて言いながら、飲まなかった薬をドッサリため込んでいます。そうやっていらない薬がどんどん余っていくのです。それが、日本の薬代と医療費を押し上げ、国家財政を圧迫しています。

国の医療費のことだけではなく、多剤投与は、患者さんにとっても害でしかありません。飲む薬の数が増えれば増えるほど、余計な副作用が出るからです。お年寄りの場合、転倒しやすくなりますし、認知症にもなりやすくなります。多剤投与は、メリットよりもデメリットのほうが多い。それは間違いありません。

今、新しい薬が世界中で次から次に出ていて、毎週のように新薬が登場しています。異常です。人類の役に立つ薬がそんなにも続々と見つかるものでしょうか。

新薬として認められるということはエビデンスがあるんだろう。そう思うかもしれません。確かに、新薬ができるまでの過程では、3段階の臨床試験が行われ、そこでいいデータの出たものが「エビデンスあり」と認められて、晴れて世の中に出てくるわけです。

しかし、私は、エビデンスという言葉がどうも嫌いです。なぜなら、造られたエビデンスがあまりに多いことを知っているからです。エビデンスは絶対の真理ではありません。誤解を恐れずに、あえて言うならば、いくらでも操作することができます。

STAP細胞なんてその最たるもので、真実であればノーベル賞クラスの発見なので注目を浴びて、不正が暴かれたものの、一般の臨床研究のデータのなかにも、ねつ造はたくさん埋もれています。医学論文がすべてエビデンスであるという認識は、まずは疑ってかかるべきでしょう。特に生活習慣病やがん、認知症のように患者数が多い病気の薬は、市場が大きい分、より不正が起こりやすい土壌があります。

造られたエビデンスの先に薬漬けがある——。私はそう感じています。

次から次に出てくる新薬。
〝エビデンス〟は疑ってかかれ。
あなたの老化を防げるのは、
薬でも医者でもなく、
あなた自身の努力のみ。

12 ライザップより、ウォーザップ！お金は一銭もいらない

ダイエット前のぽっこりお腹が出た人が冴えない表情でゆっくり回転すると、今度は一転、自信に溢れた表情でダイエット後のすっきりした体で現れる――。

「結果にコミットする」でおなじみのライザップのCMです。あの独特の音楽と、衝撃的なビフォー・アフターの映像は、妙に印象に残ります。

「たった2カ月でこんなに変わるの？」と、衝撃を受けた人は多いでしょう。でも、ライザップで行っていることは、いたってシンプルです。食事制限とトレーニングという二つだけ。ただし、この二つを徹底的にかなりハードに行うようです。

ところで、ライザップってとてもいい名前ですよね。「RIZE（昇る）」と「UP（上がる）」を組み合わせた言葉で、コンプレックスを克服すると自信が上がる、人生の幸福感が上がるという意味が込められているそうです。

リバウンドの問題はさておき、確かに結果は出ているようですし、名前に込められた想いも素晴らしいですし、いいなと思うのですが、ただし、費用が高い（ここでは具体的な金額は書きません。気になる方は調べてください）。マンツーマンのトレーニングが特徴なので仕方ないのかもしれませんが、どうにも高いのです。

もっとお金をかけずにライザップができれば……。それが〝ウォーザップ〟こと、ウォーキングです。歩くのにお金はかかりません。かかるとすれば、靴代とか、荷物が邪魔なときに入れておくためのコインロッカー代くらいでしょうか。たったそれだけのお金で無限の効果が期待できます。

ところが、日本では何でもお金で買おうとする人が多い。ちょっと高価なものに憧れがちです。患者さんに話を聞くと、平均で月1万～2万円を健康食品やサプリメントにかけています。

価格が高いほど「結果にコミットする」と、考えるからでしょうか。老後の幸せさえ、お金で買えると思われているほどです。高額な費用を支払って有料老人ホームに入れれば、老後の幸せが約束されている、と。現実は、お金で幸せは買えません。

レストランでの食事や食材は価格と質がある程度一致するかもしれません。しかし、こと健康に関しては、一銭もかからないウォーキングほど価値のあるものはありません。健康はお金では買えないけれど、お金を払わなくても手に入るのです。

ところで、お金を払ってスポーツジムの会員になって、健康を手に入れようとする人も多いですよね。それもいいのですが、スポーツジムでは、各マシンに付いているモニターでテレビを見ながら、トレッドミル（ランニングマシン）やエアロバイクをやっている人がほとんど。それはすごくもったいない行為です。

歩くとセロトニンが増えると何度も書きましたが、それは、脳内が空っぽであるほどいいのです。モニターとイヤホンでテレビを見聞きしながらだと、どうしても意識が画面の中の世界に引きずられます。そうすると、セロトニンの分泌は減ってしまうのです。

幸せホルモンのセロトニンのシャワーを浴びようと思ったら、歩いている間は歩くことに集中すること。聴くなら、ヒーリングミュージックなど、BGM程度に音楽を聴くくらいがいいでしょう。そうすると、瞑想状態と同じような境地に入り、セロトニンを出す神経が活性化します。

今は、自律神経の乱れからくる不調がとても増えています。不眠や立ちくらみ、めまいなど、ストレスや不規則な生活から自律神経が乱れて、さまざまな不調を抱えている人がとても多い。自律神経を鍛えるには、熱めのお湯に浸かったあとに冷たいシャワーを浴びるというのを繰り返す「温冷交代浴」がよく知られています。これも、自宅でお湯代、シャワー代だけでできる手軽な方法ですが、もっと手軽なのは歩くということです。歩くことは、自律神経の機能も整えてくれます。

巷では、お金のかかる健康法が次から次に出ては新しいものに変わっていきますが、お金をかけなくてできる〝ウォーザップ〟の価値にもっと気づいてほしいものです。

高いものほど効果が大きい?
それ、ほんま?
健康、幸せはお金ではなく、
自分の心次第。

13 「骨折=手術」とは限らない。骨折しても歩くことを忘れるな！

年を取ると、どんなに気をつけていても、しばしば起こってしまうのが、骨折。年を取れば筋肉量が落ちるので、転びやすくなるからです。家の中のごくごく些細な段差につまずいてステンと転んで手をついたら手首を骨折したとか、夜中にトイレに行こうとして廊下でバランスを崩し、尻餅をついたら腰椎を圧迫骨折した、とか。ちなみに、圧迫骨折とは、骨が押しつぶされるように折れることです。

骨折したら、あなたはどうしますか？

おそらくほとんどの人が「病院に行く」と答えるでしょう。そして、病院に行って専門医に診てもらったらどうなるかというと、入院や手術をすすめられるはずです。

では、骨折で入院したらどうなるでしょうか。

たとえば、尻餅をついて腰椎を圧迫骨折したとしましょう。腰に激しい痛みがあるため、「安静に」と言われます。入院中のプライベート空間はベッドまわりしかないため、ほとんどの時間をベッドで寝て過ごすことに。高齢の人がそのまま3、4週間も入院していたら、本当の寝たきりになってしまいます。

なぜなら、特にお年寄りの場合、ずーっと寝たままの生活を続けていると、どんどん骨密度が下がっていくから。たとえば、1週間寝たままの生活を続けたら、まず、「踵骨」という、かかとの骨がスカスカになっていきます。それから、腰椎や胸椎、脊椎、大腿骨などの骨密度も低下します。最も変化が少ないのは、いちばん高いところにある頭蓋骨です。

日頃、立ったり歩いたりしながら、重力の負荷を受けている骨は、歩かない生活をすると、どんどん骨密度が低下してしまいます。重力をかけ続けなければ、あっという間に骨が溶け出して、骨粗しょう症が進んでしまうのです。

骨粗しょう症があると、骨折しやすくなります。そもそも尻餅をついただけで圧迫骨折を起こすのは、すでに骨がもろくなっているから。圧迫骨折の治療のために入院して〝安静〟にしていたら、さらに骨粗しょう症が進んでしまう――という悪循環に陥ります。

さらに、入院している間に認知症が悪化した、ボケてはいなかったのに認知症になったという人も多い。入院中は、ほとんどベッドに寝ているだけという刺激のない生活になりがちです。たまに看護師さんが様子を見に来てくれるくらいで、会話もほとんどありませんし、家のように好き勝手にできるわけではありません。

認知症というのは、通常はゆっくり進行するものですが、入院をきっかけにして急にボケが始まったり、もともと認知症が始まっていた人が急に悪くなったりすることは多いのです。

私が在宅や介護施設で診ているおじいちゃん、おばあちゃんたちもよく転んでしまいますが、入院することのほうが少ないです。というよりも、基本的には高齢者の骨折で入院は必要ない骨折が結構あるのです。なぜなら、骨は勝手にくっつくから。いくつになっても、生きている限り、骨は自然にくっつきます。

私の患者さんの場合、半数の人は入院をせず、自宅療養を選びます。たとえば、腰椎や脊椎の圧迫骨折の場合、痛み止めを使って痛みを取ってあげると、最初の一日こそ、身動きできなくても、翌日くらいから家の中を少しずつ歩けるようになります。そして2週間も経てば外出もできるようになります。

そこからは2通りに分かれ、「骨折したからあんまり歩いたらダメだ」と思ってなるべく外出を控える方、「骨折がなんやねん」とばかりに平気で動き回る方がいます。もちろん私のおすすめは後者です。骨折をものともせずに歩き回るほうが、次の骨折が起こりにくいからです。

腕や手首の骨折であれば、なおさら、歩いてほしいもの。ところが、腕や手首の骨折でも、「安静にしていなければいけない」と思い込んで、一日中ほとんど寝て過ごしてしまって、結果的に歩けなくなる方がいます。腕や手首の骨折であれば、足腰は問題ないのだから、添え木をしたり、三角巾で吊るしたりして固定しながら、歩かなければいけません。

骨というのは、だいたい2カ月くらいでとりあえずくっつきます。人間は、というよりも動物は、自然治癒力を持っていて骨も自然にくっつくということをみんな忘れています。忘れているから、「骨折＝入院、手術」だと思い込んでいる。確かに大腿骨頸部骨折（太ももの付け根の部分が折れること）の場合は、「人工骨頭置換術」という手術を行ったほうが早く歩ける場合が多いので、入院と手術をすすめます。ただ、なかには、大腿骨頸部骨折でも入院を拒否して、放っておいたらまた歩けるようになったという人もいますが。

とにもかくにも、在宅医療の経験から、高齢者は「骨折＝入院」ではなく、「痛みが取れ次第、歩く」というのが原則です。自然に骨もくっつきますし、何より、病室で過ごすよりも、そのまま家や施設で過ごすほうが、1カ月後、2カ月後の状態がいいのです。歩き方も認知機能も、入院しないほうがいい。

そのことを経験上、知っているので、「入院しなくても治ります」と自信を持っておすすめすると、半数くらいの患者さんが安心して自宅療養を選ばれます。ただ、残りの半数の方は、「やっぱり不安だ」と言って、入院を選ばれるのですが、入院すると、「せん妄」という意識障害から幻覚や錯乱などを起こしたり、すっかり寝たきりになって家に戻れなくなり、精神病院や療養病院、介護施設に行ってしまうということが多いのです。

骨盤が折れても、翌日には植木に水やり

ある90代のおばあちゃんは、認知症でひとり暮らしでした。家の中はなんとか歩けるものの、外出はほとんどできないという方で、私は在宅医療を担当していました。

あるとき、家の中で転んでしまって、レントゲンを撮ったら骨盤骨折を起こしていました。骨盤の中の恥骨という部分が折れて、ちょっとずれて、CTで診ると膀胱に突き刺さりそうになっていた。整形外科の先生に診てもらうと、「これは大変だ。骨が膀胱に突き刺さったら危ないから、絶対に入院して安静にすべき」と言います。本人にもそうすすめたものの、「絶対に入院したくない」といって、結局、そのまま家で過ごすことになりました。

翌日様子を見に行くと、「絶対に安静」と指示したはずのおばあちゃんが、植木に水をやっているのです。びっくりして整形外科の先生に話すと、「そんな人は見たことない」と驚き、その先生も様子を見に行きました。そしたら、やっぱり歩いているわけです。

そのおばあちゃんは、骨盤を骨折しながらも、その後もそのまま歩いていました。認知症があって痛みもあまり感じていなかったようです。

人というのは不思議なもので、「ちょっと足が痛いんです」と言って、歩いて来院されて、レントゲンを撮ったら大腿骨頸部骨折だったという患者さんもいます。「太ももの骨を骨折したら歩けない」と誰もが思い込んでいますが、そうでもないのです。

ほかにも、腰椎の圧迫骨折を起こした2週間後には、もうグラウンドゴルフをやっていたというおばあちゃんもいました。

転倒・骨折を防ぐために、まずは日頃から歩くことが大事ですが、どんなに転ばないように気をつけても、転倒・骨折のリスクをゼロにすることはできません。どうしても骨折してしまうことはあるものです。骨折してしまったら、痛みだけ座薬や飲み薬でしっかり取ってもらって、早くから歩きはじめること。そうして骨粗しょう症が進まないようにして、次の骨折を防ぐことが大事です。

このことは、まだほとんどの医者は知りません。あるいは骨は自然にくっつくということをすっかり忘れています。なぜなら、多くの医者は、病室で寝ている患者さんしか診ていないから。

でも、医学の常識は時代とともに変わっていくものです。旧来の常識にとらわれていると落とし穴にはまることがあります。その典型例が、「骨折したら入院」と安易に考えること。骨折というアクシデントに見舞われても、歩けるならば歩いたほうが、その後の経過は良くなります。

「骨折＝入院」とは限らない。
骨折部位にもよるが、
骨は勝手にくっつくもの。
骨折で安静にしていたら、
歩けない体がつくられる。
在宅の常識は、「痛みが取れ次第、歩行」。

第3章

健康になる歩き方

14 正しく立つ3つのコツ

私は歩き方の専門家ではありません。ただ、医者として毎日の外来で「歩きましょう」と患者さんにお伝えしている手前、どんな歩き方がいいのか、自分なりに勉強してきました。

この章では、普段、私が診察室で患者さんにお伝えしていること、限られた診察時間内ではお伝えしきれないけれど知ってほしいことを書こうと思います。

私は患者さんの診察をするとき、外来でも在宅医療でも、必ず「触りまくる」ようにしています。「えーっ」と嫌がられそうですが、「触る＝触診」はとても大事なこと。最近では、血液検査や画像検査などの検査に頼って、触診をしっかり行わない医者が増えていますが、触診こそ、患者さんを診るときの基本です。

「骨がゆがんでいないか」「筋肉のつき具合はどうか」「筋肉は若いのか」、ていねいな触診でそれらを診ると、その人が普段どのくらい歩いているのかがだいたいわかります。もっと言えば、その人が人生のどういう段階にいるのかもなんとなくわかります。

そもそも、患者さんが診察室に入ってきて、私の目の前のいすに座るまでの歩き姿、立ち姿に、年齢や老いが出ます。

あなたは、自分の立ち姿、歩き姿を見たことがありますか？

外出する前、服装をチェックするために姿見を見る方は多いでしょう。そのときに、服装だけでなく、「どうやって立っているのか」も、見てほしい。あるいは、立っている姿を、一度デジカメや携帯電話のカメラでパシャッと撮ってもらうといいでしょう。自分では普通に立っているつもりでも、客観的に見てみたら普通に立てていないという人はかなり多いものです。

年輩の女性に多いのは、背中が丸まって、肩が前に出て（「前肩」または「巻き肩」と呼ばれます）、顎が上がって、また、お腹に力が入らなくて下腹がぽっこり出ている——そんな姿勢です。「あ、私だ」と思い当たる方、いませんか？

一方、男性は、中年になるにつれてお腹まわりに内臓脂肪がしっかりついてしまい、腰・背中が反ってお腹が前に出て（反り腰）、さらにぽっこりに見える——という人が多いもの。腰や背中を反らしてお腹を前に突き出して立っている人は、重心が後ろにいくので、靴のかかとが減りやすくなります。思い当たる方は、立ち方を見直してみてください。

反り腰は、腰に負担がかかり、腰痛の原因になります。また、腹筋をほとんど使わない立ち方なので、さらにお腹まわりに脂肪がつきやすく、ぽっこりお腹がさらに成長してしまいます。

また、自分では気づいていないけれど、左右のどちらかに重心が寄っているという人も。横断歩道で信号が切り替わるのを待つとき、駅のホームで電車を待つときなど、ふと気づいたら片方の足に重心を乗せて立っている。そうすると、膝を痛める原因になります。よくいわれるように、靴の減りが左右均等ではない人は、重心がどちらかに寄っています。

体に余計な負担がかからない正しい立ち方は、言ってみれば、ここまでに指摘してきたことの逆です。つまり、顎は軽く引いて、肩は丸めず胸を少し開いて、背中や腰は反らさず猫背にもならないようにして背筋を気持ちよく

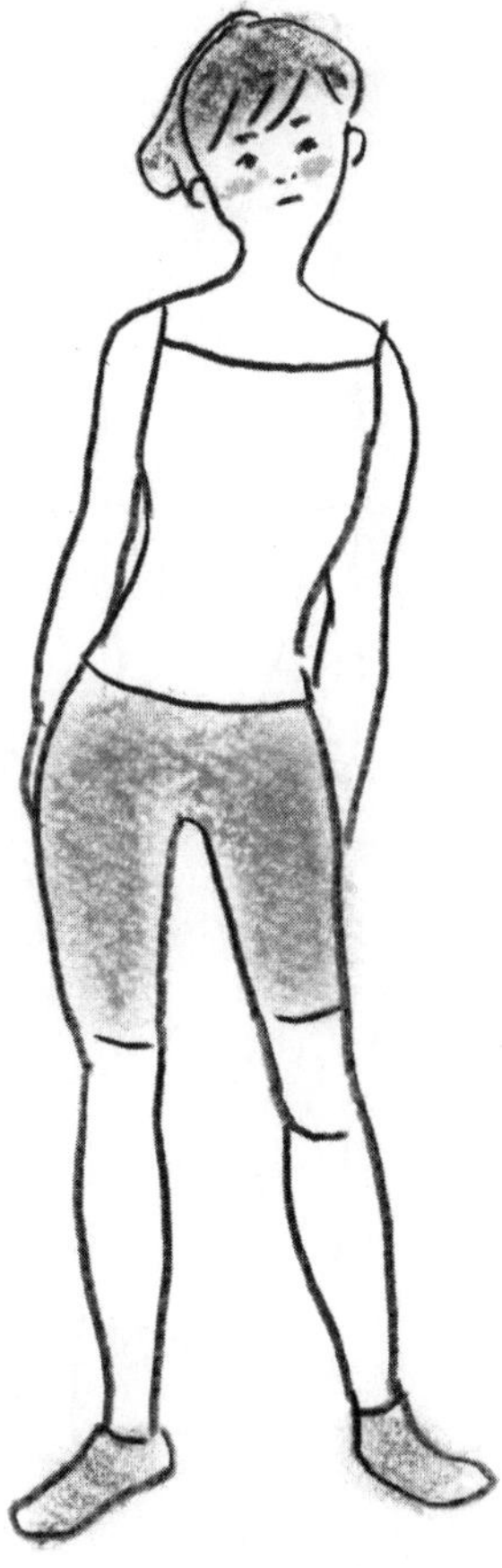

重心が片寄った立ち方

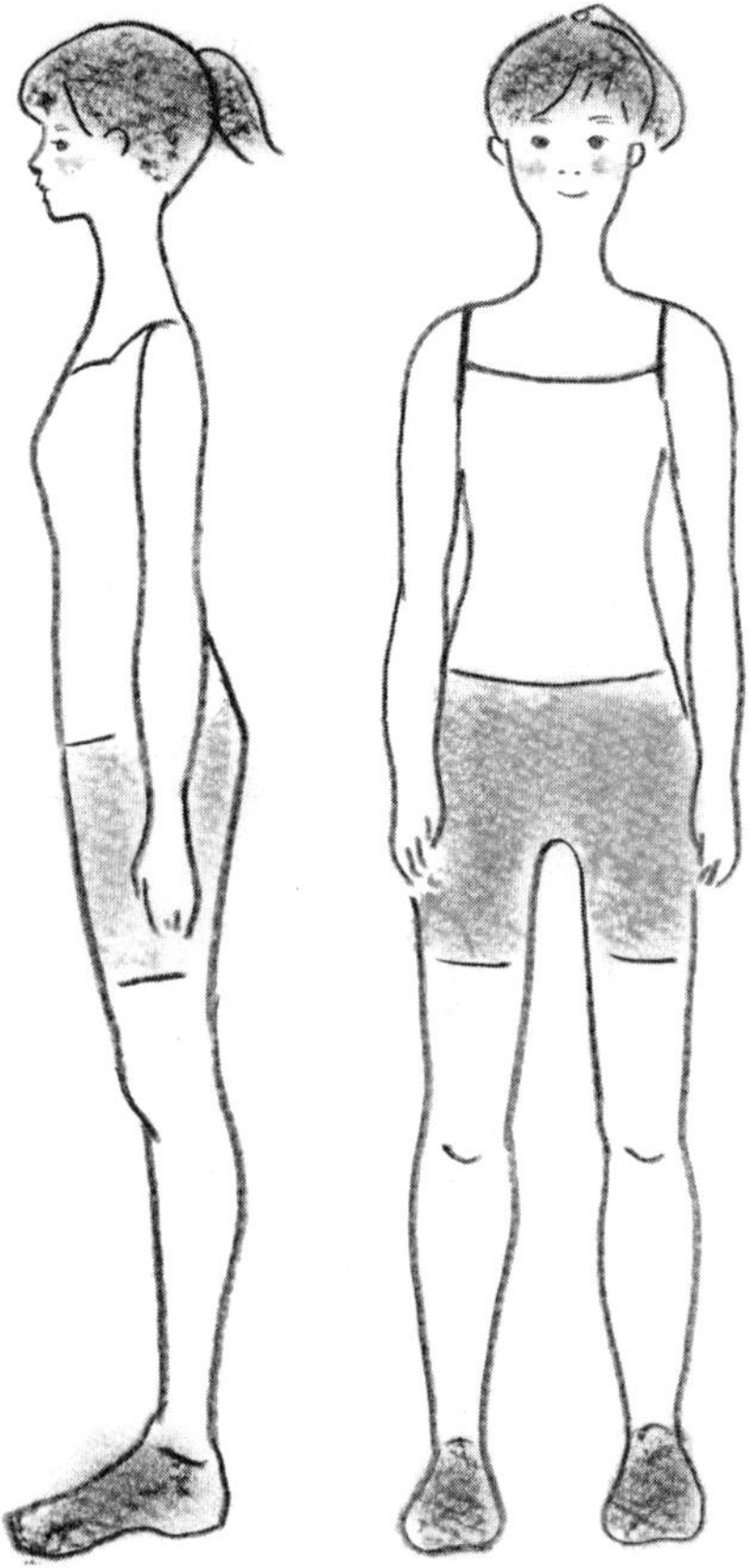

正しい立ち方

伸ばし、お腹は前に突き出さず、そして、左右の足に均等に体重がかかるようにまっすぐに立つ。

ランニングコーチやマラソン解説者として人気の金哲彦さんは、正しい立ち方をつくるには、3点だけ意識すればいいと指摘しています。

・「丹田」（おへその少し下のあたり）を意識すること
・少し胸を開いて、「肩甲骨」（背中側の肩の下にある逆三角形の骨）を寄せること
・「骨盤」（腰周辺の骨）を少し前傾させること

確かにこの3つを意識すれば、自ずと顎、胸、肩、背中、お腹、腰、足の位置が、きれいにスッとセットされます。

普通に立っているつもりが、
立てていない人は多い
丹田・肩甲骨・骨盤の
3点チェックでスッと立とう。

15 骨盤を意識すること、ありますか？

先ほど丹田、肩甲骨、骨盤の3点を意識して立つと書きましたが、そのうち、「骨盤を少し前傾させる」については、「そうは言われてもよくわからない」という人もいるでしょう。

そもそも骨盤を動かすって？

普通に暮らしている分には、意識的に骨盤を動かすことなんてまったくないと思います。難しいので、少しだけ補足しましょう。

骨盤というのは、腰の骨の総称です。具体的には、左右2枚の「腸骨」と、その中心にある「仙骨」という3枚の骨で構成されています。ちなみに、左右の腸骨はちょうどハート形をつくるように、あるいは蝶の羽のように並んでいます。

胴体はこの骨盤の上に乗っかっていて、骨盤が上半身と下半身の動きをつなぐ役目を果たしています。なぜ骨盤を少し前傾させたほうがいいのかというと、骨盤が後ろに傾いているとお腹やお尻に力が入らず、骨盤が滑らかに動かないのです。骨盤が滑らかに動かないと、その下にある足だけで歩こうとしてしまうため、股関節と膝関節に余計な負担がかかります。

では、骨盤を少し前傾させるにはどうしたらいいのか。

また金哲彦さんに習うと、「丹田を意識したまま、お尻の穴を締めてヒップアップさせる」といいそうです。試してみると、確かにクッと少しだけ骨盤が前傾して腰まわりがすっきりする感じがします。

これで、骨盤を少し前傾させるという感覚がつかめたでしょうか。

ところで、骨盤といえば、骨盤のゆがみを気にされる患者さんがよくいらっしゃいます。

「接骨院に行ったら、『骨盤がゆがんでいる』と言われました」

「整形外科のお医者さんに、骨盤のゆがみを指摘されました」

そう言って、泣きそうな顔で診察室に入ってくる患者さんがいます。なかには、お産のときに「骨盤がゆがんでいるから、赤ちゃんが通りにくいの

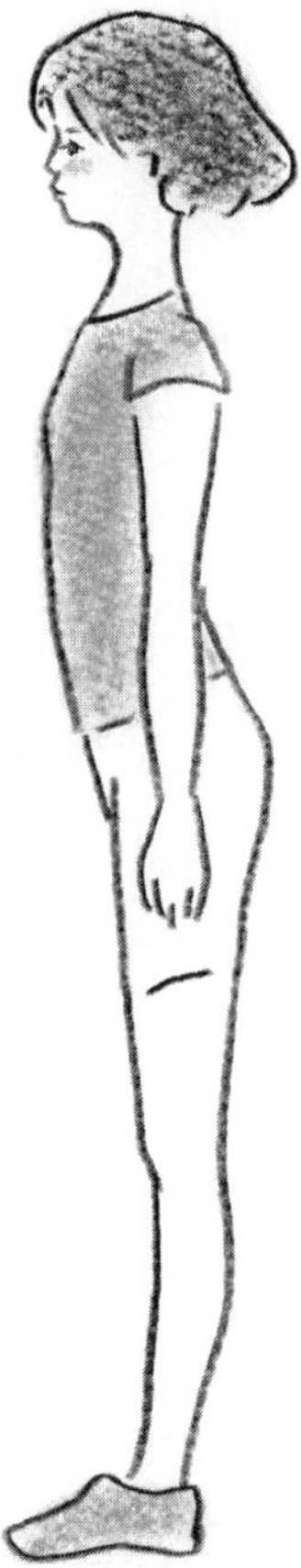

骨盤を少し前傾させる

よ」と言われて、そのことをずーっと気にされていた患者さんもいました。

ある程度の年になったら、誰だって骨盤はゆがみます。「骨盤がゆがんでいると言われた」と泣きそうな患者さんには、「大丈夫、全員ゆがんでいるからね。ほら、私はもっとゆがんでいるから」と、自分の腰を見せるようにしています。

実際、私は腰が悪いので、よく近所の接骨院に行くのですが、必ず「骨盤がゆがんでいますね」と言われます。「ええ、生まれたときからゆがんでいます。心もね」なんて返すと、会話は自然に終わるのですが。

「ゆがんでいる」という言葉、わかったようでわからない、なんとも言えない表現ですよね。全員に言っているんじゃないかなと思います。そもそも60代、70代を超えてまっすぐの人なんていないでしょう。それでも歩けます。ゆがんでいてもいいので、たまに矯正するというか、意識してあげるといいでしょう。

丹田を意識したまま、お尻の穴をキュッと締めて、お尻を引き上げる。

たまに、この方法を思い出して、骨盤に意識を向けてみてください。

骨盤はゆがむもの。
でも、歩ける。
クッと前傾させて矯正を。

16 腕を振るのではなく、肩甲骨を動かす

丹田・肩甲骨・骨盤の3点を意識してスッと立つ、正しい立ち方を覚えたところで、次は、歩き方です。

本を置いて、普段どおりに歩いてみてください。できれば全身が映る鏡の前に行って、自分の歩く姿を見てほしい。まず、姿勢は大丈夫ですか？

・背中を丸めて歩いていませんか？
・顔が前に出ていませんか？
・お腹を突き出すようにして歩いていませんか？
・片方の肩が下がっていませんか？

こうなっている人は、「丹田・肩甲骨・骨盤の3点を意識してスッと立つ」を思い出してください。次に、腕を振っていますか？　足だけでペタペタ歩

いていませんか？

立ち姿、歩き姿に年齢が出ると書きましたが、歩き姿でいちばん年齢が出やすいのが、腕の振りです。年輩の人の場合、足だけでペタペタと歩いていることが多いのです。それで「腕を振って歩くのが、若い歩き方ですよ」と言うと、一生懸命腕を振るのですが、前にばかり振るのが、ほとんど。

歩き姿の年齢とは、実は腕の振り、それも「肘をどれだけ後ろに引けているか」に表れます。


歩き方のお手本というと、私はまずデューク更家さんを思い出します。デューク更家さんといえば、両腕を伸ばして交差させて、手のひらを合わせた状態で頭上に上げ、ひねりながら歩く、あの独特な歩き方を思い浮かべる人が多いでしょう。ちなみに、「トルソーウォーク」と呼ぶそうです。

でも私にとってのデューク更家さんは、〝腕を後ろに引いて歩くことがきれいな歩き方だと教えてくれた人〟です。

デューク更家さんの歩き方を見ていちばん印象に残ったのが、腕の振り方

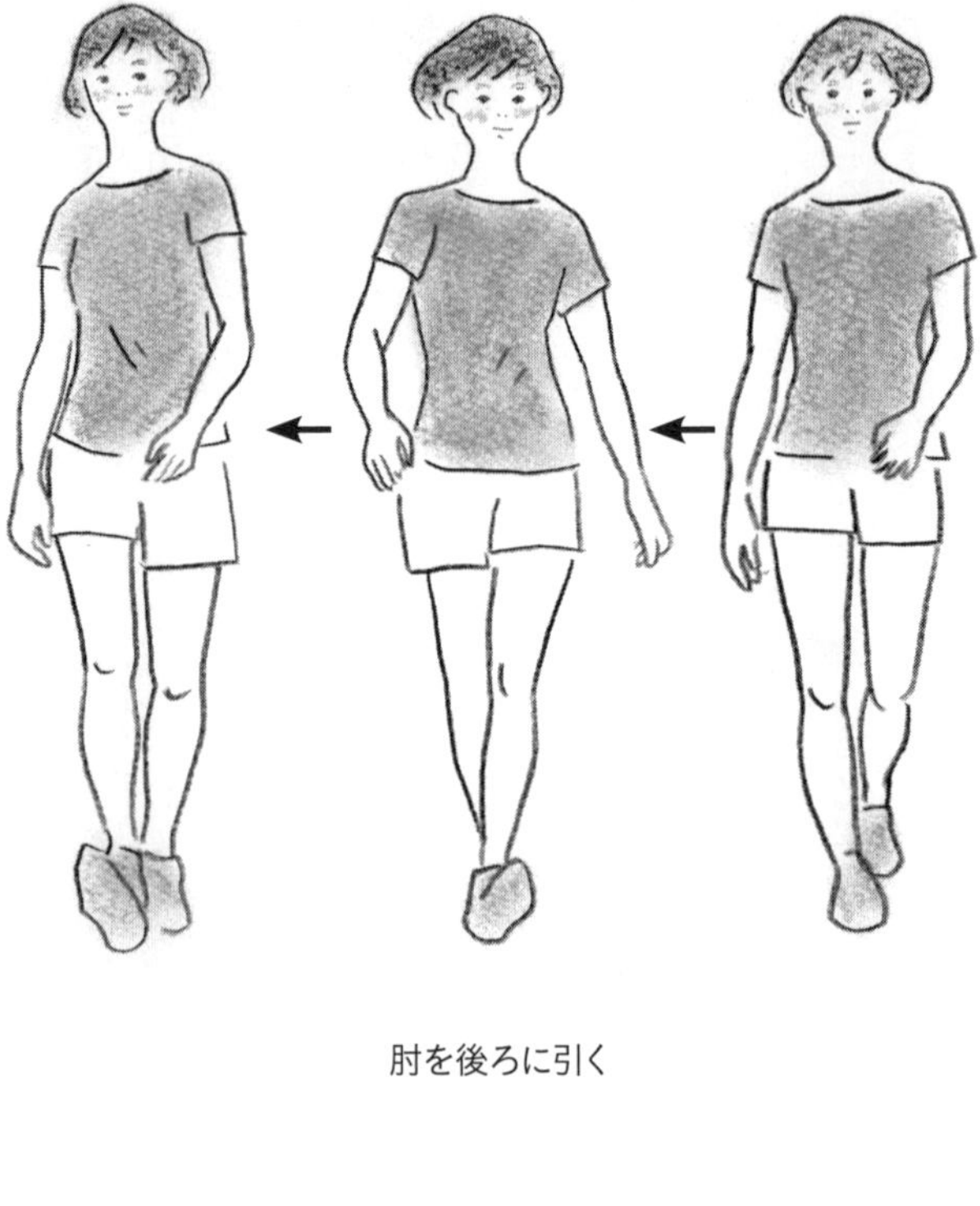

肘を後ろに引く

でした。実際、デュークさんは「いい歩き方」について伝えるとき、「腕を後ろに引く」ということをいつもおっしゃっています。

ポイントは肘の位置で、行進のときような腕の振り方ではなく、肘はお腹より前に出さないのが、良い歩き方。もしかしたら、「腕を後ろに引く」よりも、「肘を後ろに引く」のほうがイメージしやすいかもしれません。肘を後ろに引くことを意識していると、前には自然に戻ります。

肘を引くことがなぜ大事なのかというと、肘を後ろに引くと肩甲骨が動くからです。つまり、動かしたいのは実は腕ではなく、肩甲骨なのです。

肩甲骨まわりは、全身のなかでも筋肉が多いところ。その大きな筋肉を動かしながら歩く。下半身だけでなく、上半身も使って全身で歩くことが最大のポイントです。

ランニングコーチの金哲彦さんは、上半身も使って歩くことを「体幹ウォーキング」と名づけて推奨しています。確かに、上半身も使って全身で歩くということは、「体幹を使って歩く」と言い換えることもできるでしょう。

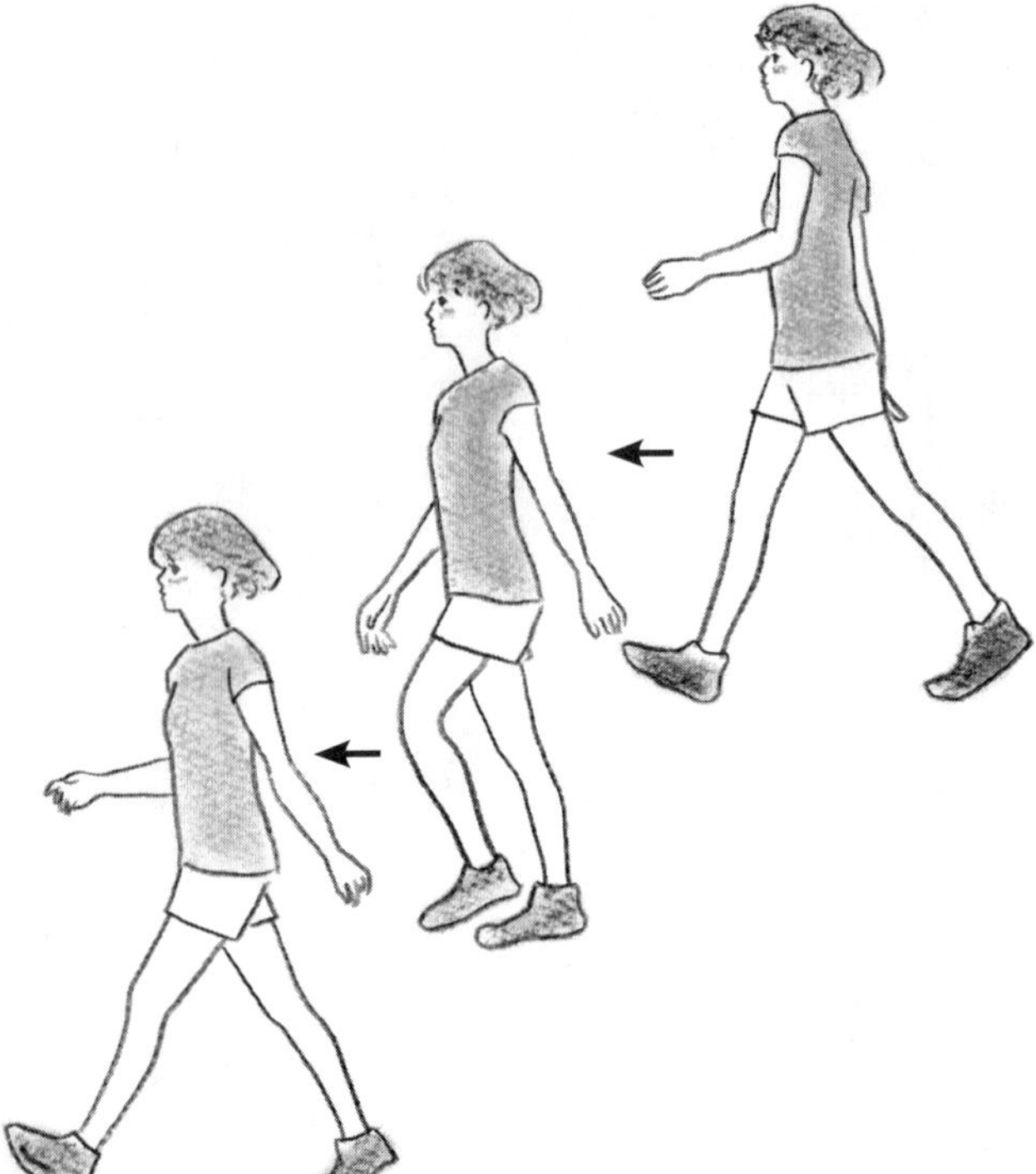

体幹ウォーキング

体幹とは、体の胴体部分のこと。頭、手、足以外の部分で、具体的には、骨盤、背骨、肋骨、肩甲骨とそれらを取り囲む筋肉のことです。肩、胸、お腹、背中の筋肉に少し力を入れて、体幹を意識しながら歩くのが、体幹ウォーク。

たとえば、上半身をまっすぐに保つために腹筋を意識する、着地のときの衝撃を和らげるためにお尻の筋肉を意識する、骨盤を動かして太ももを前に出すために腰と太ももをつなぐ腸腰筋を意識する、などなど。

こう書くと、なんだか難しくてくたびれそうに感じるかもしれません。でも、足だけで歩こうとするほうが、負荷が集中してよっぽど疲れます。体幹の筋肉をうまく使うと、全身を動かすことで運動量が増えるにもかかわらず、負荷は全身の筋肉に分散されるので、よりラクに感じるはずです。

そのときに、一つひとつの筋肉を意識していてはかえってぎこちない歩き方になりそうなので、肘を後ろに引くこと、良い姿勢を保つことの二つを意識すればＯＫ。自ずと全身で歩くことになります。

繰り返しになりますが、肘を後ろに引くというのが一番のコツです。肘がなかなか後ろにいかない人は、肩甲骨が凝り固まっているのでしょう。日頃から意識的に肩甲骨を動かしておくと、凝りがほぐれて、歩きながら気持ちよく肩甲骨を動かせるようになります。肩甲骨を動かすには、次のようなちょっとした体操がおすすめです。

①両手をそれぞれの肩の上に置いて、曲げた肘を大きく回すようにして肩を回す

②首をすくめるように両肩を上に上げてから、肩甲骨を寄せながら肩を下に下げる

③両腕を上に伸ばしたあと、上げた腕を、肘を曲げながらゆっくり背中のほうに下ろしていく

いずれも、普段は意識することのない肩甲骨を動かし、柔らかくする体操です。歩く前にストレッチとして行うのもいいでしょう。

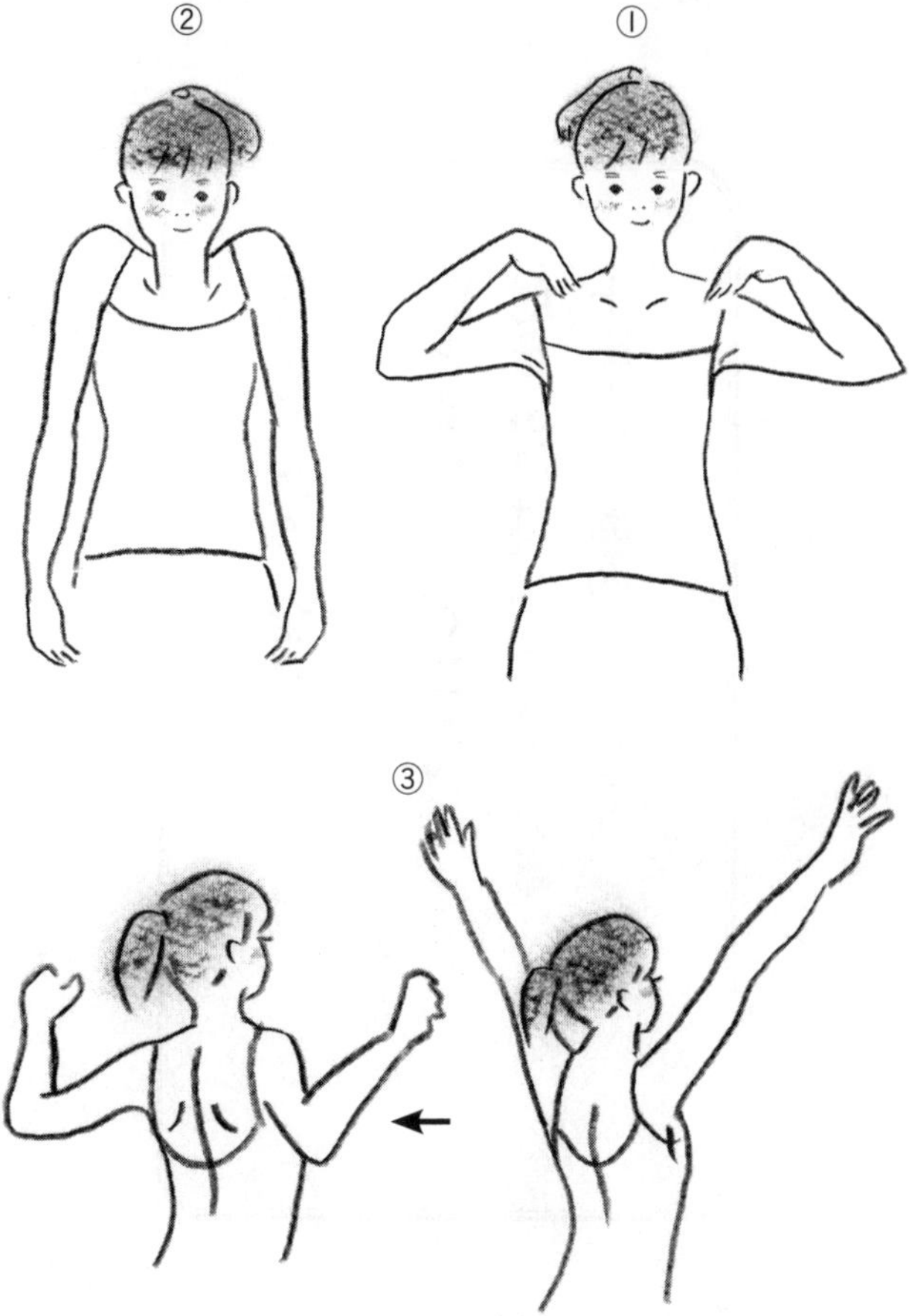

肩甲骨を動かす体操

足だけでなく全身で歩こう。
ポイントは、
肘を後ろに引くこと。
肘を引けば、肩甲骨が動き、
上半身の筋肉を使える。

17 〝脊椎ストレッチウォーキング〟のススメ

上半身も使って歩くには、腕を後ろに引くことと、もう一つ、良い姿勢を保つことと書きました。良い姿勢を保つには、「丹田を意識する」「肩甲骨を寄せる」「骨盤を前傾させる」と紹介しましたが、よくいわれるように「天から糸で引っ張られているようなイメージ」を意識してもいいでしょう。

頭のてっぺんを糸で引っ張られているように、背筋をグーッと伸ばし、さらに胸をグーッと張る。胸を張ることがとても大事です。胸を張ると、肺を大きく使うことができます。深く呼吸しながら、酸素を取り入れながら歩けるので、よりラクに歩くことができるのです。

また、「かかとから着地する」ことも、よくいわれます。かかとから着地して、つま先で蹴るように踏み出すのが、正しい歩き方——とみなさんも聞いたことがあるでしょう。これは、意外と誰でも自然に行っているもの。実は大事なのは、かかとから着地したときに、足の上に上半身をまっすぐ乗せるということだそうです。そうすると、着地の瞬間、頭から足までに一本の軸が通り、着地の衝撃を膝や腰だけでなく全身で受け止められ、効率的にスムーズに歩くことができるのです。

そして、歩幅は、ちょっと広めに。歩幅も、年齢が出やすいポイントです。年を重ねるにつれて、歩幅は小さくなっていきます。おじいちゃん、おばあちゃんはちょこちょこと小股で歩いているイメージがありませんか？　小股でちょこちょこ歩くよりも、やや大股で歩いたほうが、気持ちよく全身を使うことができます。

私はよく、ちょっと誇張して「北朝鮮の兵隊さんのような歩き方で」と話します。北朝鮮の兵隊さんは、みんな胸を張って、顎を引いて、背筋をピンと伸ばして、大股で歩きますよね。もちろんあれをそっくりそのまま真似ることはできないでしょうけれど、意外といいお手本になります。

歩くことで頭と体のストレッチ

かかとから着地して、まっすぐに上半身を乗せるというのになかなか慣れないときには、100メートルだけでも意識して歩いてみてください。着地の瞬間に軸がまっすぐになるよう、かかとから着地して、つま先で地面を蹴るように踏み出すということを繰り返しているだけで、背中がグーッと伸びるはずです。

実は、正しく歩くことは、全身のストレッチにもなります。

ストレッチといえば、「脊椎ストレッチウォーキング」という言葉、知っていますか？　これは、兵庫県健康財団健康指導部が提唱している歩き方です。できるだけ意識のポイントを減らして、正しい立ち方、正しい歩き方をマスターするためのもの。

脊椎ストレッチウォーキングでは、次の3つのポイントを意識するように指導しています。

ポイント1は、下腹を下から持ち上げるように引き締めること。

ポイント2は、頭頂部をひもで引き上げられるように、背筋をしっかり伸ばし、軽く胸を張ること。

ポイント3は、膝を軽く伸ばし、足先を引き上げ、かかとから着地し、着地したかかとの上に素早く腰を乗せていくこと。

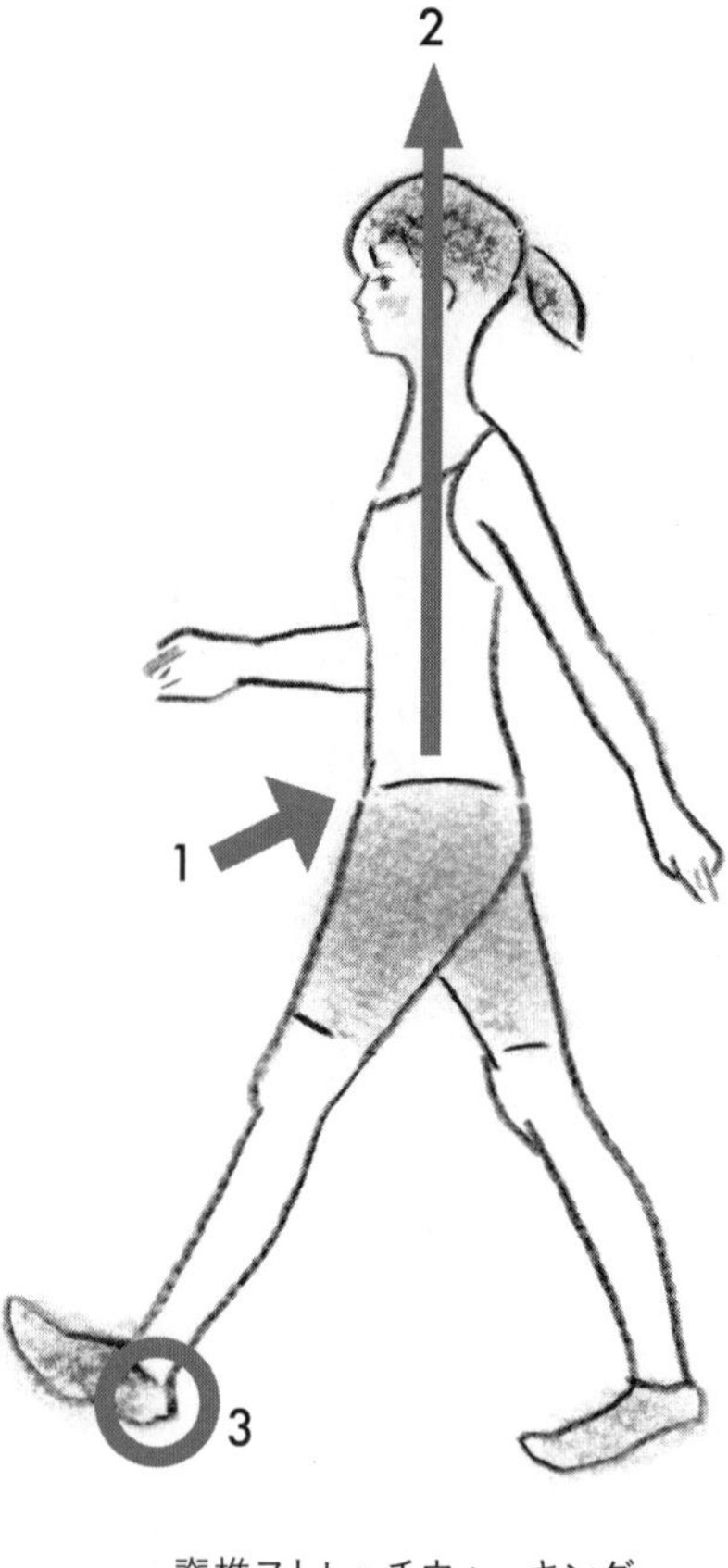

脊椎ストレッチウォーキング

この3つのポイントを、1↓2↓3と順番に意識することが大切だそうです。みなさんお気づきかもしれませんが、脊椎ストレッチウォーキングも、ここまでに書いてきたことと基本的には同じです。抜けているのは、肘を後ろに引くということくらいでしょうか。

私も以前に、尼崎市と西宮市の間を流れる武庫川の河川敷で行われた、脊椎ストレッチウォーキング大会に参加し、専門家から歩き方を学びました。脊椎ストレッチウォーキングで河川敷をみんなで歩くという市民イベントで、私は、多くの市民の血圧を歩く前後で測定したのですが、ほぼ全員、ウォーキング後は血圧が10～20くらい下がっていました。

背筋を気持ちよく伸ばして歩くと、副交感神経が活性化され、リラックスした状態になるからでしょう。適度な運動は、頭と体をリラックスさせてくれます。

80歳のモデル歩きは可能か？

最後に余談ですが、良い歩き方というと、〝モデルさん歩き〟はどうでしょう？　ファッションショーでモデルさんがランウェーを歩くときの歩き方です。かっこいいけれど、見た目がきれいなだけでは……。そう思っている人は多いでしょう。

実は、そうでもありません。モデル歩きの基本は、背筋を伸ばすこと。また肩甲骨を寄せて胸を張り、堂々と歩いています。そして、足を前に出すというより、重心を前に出すようなイメージで上半身を前に移動させるそうです。つまり、体幹をしっかり使って歩いているのです。

だから、モデルさん歩きは、かっこいいだけでなく、とても良い歩き方。私は、女性の患者さんに歩き方について説明するときには、「モデルさんになったつもりで歩いてみてください」と言っています。すぐには難しくても、モデルさんになりきって5分くらい歩いていると、それらしい歩き方になってくるでしょう。背筋を伸ばして胸を張って歩くことは、大切なことです。

正しい歩き方は
ストレッチになる。
下腹を引き締め、
上から糸で引っ張られているように
背筋を伸ばし、胸を張り、
モデルさんになりきろう。

18 川柳ウォーキングのススメ

歩くときには足だけでなく上半身も使うのがポイントと書きましたが、もう一つ、頭を使いながら歩くこともおすすめです。

第1章の認知症のところで、「最大の認知症予防は計算しながら歩くこと」と紹介しましたよね。認知症予防効果は、普段の歩きでもぜひ取り入れたいところ。

頭を使いながら運動をすることで軽度認知障害（MCI）から認知症に移行するのを予防できることを発見した国立長寿医療研究センターでは、おすすめの運動の一つとして、50から3ずつ引いていく計算や、しりとりをしながら歩くことを紹介しています。

私の患者さんのなかには、通り過ぎた車のナンバープレートをパッと見て、それぞれの数字を足す計算をしながら歩いているという人も。さらに応用編では、ナンバープレートの4つの数字を使って、答えが「0」になるような数式をつくる遊びをしながら歩いているという人も。これはかなり頭を使います。

そのほか、川柳を考えながら歩くというのも、おつでおすすめです。俳句だと季語が必要なので、ちょっと難しい。一方、川柳は誰でも自由に表現することができます。基本は、「五・七・五」ですが、多少の字余りもご愛嬌です。

歩きながら川柳をいくつもつくって、気に入ったものを覚えておく。たとえば、一日10句、20句など目標を決めてもいいでしょう。そうすると、川柳を考えるときにも頭を使いますし、記憶するためにも頭を使います。

そういえば、聖路加国際病院の日野原重明先生は、104歳の誕生日を記念して、『10月4日 104歳に 104句』（ブックマン社）という本を出されました。これは、俳句なのですが、季語はなく、少年のような素直な感性のものばかり。ちなみに日野原先生は98歳から俳句を始められたそうです。

俳句や川柳を楽しめるのは、日本語ならではの粋。ただ歩くだけではもったいないので、ボケ防止もかねて、川柳をつくりながら歩く〝川柳ウォーク〟を楽しんではいかがでしょうか。

そもそも歩くと新しいアイデアが湧くように、俳句や川柳もどんどん湧いてきます。作家さんも、作品のタイトルやストーリーを考えるときに歩くという人は多いそうです。京都にある有名な「哲学の道」は、哲学者の西田幾多郎らが歩きながら思索にふけっていたことから、その名がついたといわれています。ドイツの哲学者マルティン・ハイデッガーも、山小屋で生活をしていて、山を散策しながら思索の日々を過ごしていたそうです。

古今東西、重大な発見は、みんな歩きながら生まれているのではないでしょうか。じーっと座って考え込んでいても、いい発想は浮かびません。いろいろなことを考えながら歩くことでふと気づいたり、ポンと頭の中から出てくるのでしょう。

哲学者ほど高尚なことを考えなくても、いい川柳が思いつけば、嬉しい発見です。そして歩きながらのほうがいいものが出てくることが実感できたら、もっと歩きたくなると思います。

ただ歩くだけではもったいない。
古今東西、重大な発見は
歩きながら生まれていた。
歩きながら頭を空にすると、
次から次に
素晴らしい川柳が湧いてくる。

19 自分に合った靴を選ぶ3つのヒント

歩くには何も道具はいりません。ただ唯一欠かせないのが、靴です。
靴を持っていない人なんて当然いませんが、お洒落のための靴、普段の靴と、歩くための靴は使い分けてほしい。だって、ヒールの高い靴を履いていたら、「今日は一駅手前で降りて歩こう」なんて、まず思いませんよね？
だから、お洒落のための靴と歩くための靴は別にして、歩く用の靴を会社のロッカーや机の下などに置いておくといいでしょう。

今は、歩きやすい靴がたくさん開発されています。選ぶポイントは、まず、靴底の部分。特に腰や膝が悪い人は、着地のときの衝撃を吸収して、衝撃を和らげてくれるものを選ぶことが大事です。

歩くときには、かかとから着地してつま先から離れるので、ウォーキングシューズはその動きに合わせて、かかとの部分のクッション性を高めてあります。そして、長く歩くには、かかとがしっかり安定するものを選ぶことも大切です。

次に、自分の足に合った木型のものを選ぶこと。靴の形は、メーカーによっても随分違います。一般的に、日本のメーカーのものは、日本人の足を研究して木型を開発しているので、日本人には合っているように感じます。いずれにしても、靴を選ぶときには、実際に試し履きをして、数歩歩いてみて、次のようなポイントを確認してください。また、試し履きをするのは、足がむくみやすい夕方がおすすめです。

・土踏まずの部分のアーチラインが合っているか
・かかとをつけたときに、足のカーブに合っているか
・横幅が窮屈ではないか
・つま先が当たったり、指が曲がったりしないか
・甲が圧迫されないか
・くるぶしが当たらないか

また、女性では外反母趾に悩んでいる方も少なくありません。偏平足で、足が疲れやすかったり、痛みが出るという人もいます。整形外科では、そうした足のトラブルを抱えている人のために、靴やインソール（中敷き）をオーダーメイドでつくるという〝治療〞も行われています。整形外科ならどこでもやっているというわけではありませんが、「靴外来」を標榜しているところ、足の専門医がいるところを探してみてください。

自分の足に合う靴を選ぶには、やはり専門家に聞くことも有益。スポーツシューズをたくさん扱っているお店には、ウォーキングシューズに詳しい人がいるものです。そういう人に見てもらいながら選ぶといいでしょう。また、外反母趾や偏平足などの悩みを抱えている人は、足の専門医にアドバイスを求めるのも一つの方法だと思います。

ここまでは、いかにウォーキングに合った靴を選ぶか、自分の足に合った靴を選ぶかという話でしたが、最後の3つ目のポイントは、思わず歩きたくなる靴を選ぶということです。革靴やハイヒールなどは、まず、長く歩きたいとは思いませんよね。また、客観的に専門家が見て、その人の足に合っていても、なんとなく好きではないというものもあるでしょう。人ぞれぞれ、靴に対する好みがあると思います。

それは、見た目もそうですし、履き心地という点でもそうです。履いただけで歩きたくなるような、あるいは置いてあるだけで歩きたくなるような靴を選ぶことが、歩くことを習慣にするためには、何より大事なポイントでしょう。

ところで、ここまで紹介してきたポイントをすべて満たす靴を買おうと思ったら、多少高くなるかもしれません。今は、各メーカーが性能の良い靴を開発しています。余談ですが、100メートル競走で世界のトップランナーは10秒を切るようになりましたが、それは人類が足が速くなったというより、実は靴の進化だといわれています。それだけ靴の性能が良くなっているということです。

話を戻すと、靴の性能が良くなってとても歩きやすくなったからこそ、価格はそれなりにするわけです。でも、歩くのに必要なのは靴だけですし、靴が合っていなければ、歩く楽しさは半減します。医者の私が言うのもなんですが、風邪やちょっとした病気で医者にかかるお金があるなら、その分、靴にお金をかけましょう。多少高いほうが、「せっかく良いものを買ったのだから」と、歩くモチベーションにもなるかもしれません。

ウォーキングシューズ選びの
一番のポイントは
「歩きたい！」という気持ちに
させてくれるもの。
お洒落のための靴と、
歩くための靴は別。

20 手ぶら恐怖症から卒業しよう

みなさんは、外出するとき、どんな鞄で出かけますか？

外を歩いている女性たちを見ると、みんな、ハンドバッグを抱えています。なかには、右手にハンドバッグ、左手に紙袋を持って、両手がふさがっている人も。男性も、通勤姿を見ると、ほとんどの人が鞄を手に持っています。

歩くことの妨げになっているのは、ハイヒールや革靴だけではありません。荷物が多いことも、歩きたくなくなる大きな原因でしょう。

私は、まったくの手ぶらでよく外を歩いているのですが、同じように手ぶらで外を歩いている人をほとんど見かけません。特に女性は、近くのコンビニへ行く、近くの郵便ポストへ郵便物を出しに行くというときでも、ハンドバッグを小脇に抱えていたりします。

この傾向は、おばあさんになっても同じですよね。トイレに行くだけでも、小さな鞄を持っていく人もいるほど。まるで手ぶら恐怖症かのように、手ぶらになることはほぼありません。

でも、気持ちよく歩こうと思ったら、やっぱり手ぶらが一番。荷物を持っていると、肘を後ろに引いて肩甲骨を動かすということはできません。

ですから、どうしたら手ぶらが実現できるのか、工夫が必要です。荷物をゼロにする、あるいは荷物を全部洋服のポケットにしまうというのは現実的ではないでしょうから、一つの方法は、コインロッカーを活用することではないでしょうか。

特に都会では、駅や街なかのあちこちにコインロッカーが設置されています。コインロッカーに荷物を預けて、手ぶらになって歩くというのも一つの方法でしょう。ただ、問題は、「一駅分歩こう」「一、二駅手前で降りて歩こう」というときには使えないということ。荷物が取り残されてしまいます。

そう考えると、一番のおすすめは、リュックサックです。リュックであれば、両手が自由になります。ショルダーバッグでも肩にかけていれば両手は使えますが、片方の肩にかけるよりも、両方の肩に平等に重みがくるほうが歩きやすいもの。

リュックといっても、スポーティなものからシックなものまであるので、男性も女性も、通勤や普段の外出にも使いやすいものを探してみてください。

歩くことを習慣にしようと思ったら、日常生活とウォーキングが両立するようなスタイルを考えなければいけません。そうすると、特に女性はファッションとの両立が欠かせません。

「紫外線を浴びたくないので、歩きたくない」

「シミができるから、外を歩きたくない」

そうおっしゃる女性も多いです。確かに切実な問題でしょう。幸いなことに、日本人は皮膚がんにはなりにくいのですが、紫外線が白内障のリスクを上げることはわかっています。女性のみなさんにとって（最近では男性も）大敵であるシミをつくる原因でもあります。

だから、外を歩くときには日傘が必需品という女性は多いと思います。でも、日傘をさすと、肘を引くどころか、腕が固定されてしまいます。肩甲骨は動きません。

ですから、サンバイザーや帽子をかぶる、サングラスで目を守る、UVカット効果のある化粧品を使う、日焼け止めクリームを塗るなど、日傘以外の紫外線対策でぜひカバーしてください。あるいは、日が射していない早朝か夕暮れ時に歩くのも一つの手です。曇りの日も、まさに歩き日和でしょう。

ファッションや荷物、紫外線の問題など、男性以上に女性のほうが、歩くことを日常生活に取り込もうとするとハードルが高いように感じます。それこそ男性であれば、ズボンのポケットに財布だけ入れて手ぶらで歩くのもアリかもしれませんが、女性はそうもいかないでしょう。

でも、どちらかといえば、女性にこそ、真剣に歩くことに取り組んでほしいと思っています。なぜなら、長生きをする分、要介護になりやすいのも、寝たきりになりやすいのも女性ですし、閉経後に女性ホルモンが減って骨粗しょう症になりやすいのも女性です。

女性のみなさん、この本を手に取ったのを機に、歩くことを習慣にする方法を真剣に考えてみませんか？

手ぶらを実現する方法を
真剣に考えよう。
一にリュック、
二にコインロッカー。
紫外線対策は、日傘よりも、
帽子や日焼け止めで。

21 町をフィットネスセンターにしよう！

「歩いてくださいね」と言うと、よく聞かれるのが「いつ歩けばいいんですか？」。朝がいいのか、夜がいいのか、聞かれます。

その答えは、「いつでもいい」なのですが、ただ、血圧の高い人が寒い冬の早朝に歩いたらひっくり返ったとか、糖尿病で血糖降下剤やインスリンを使っている人が食事の前に歩いたら低血糖で倒れてしまったということは、現実的に起こることなので注意が必要です。健康面に不安のある人は、自分自身の体調と相談しながら、もしくは、自分の体のことをよく知っているかかりつけ医に相談しながら、気をつけて歩いてほしいと思います。

それから、「週にどのくらい歩いたほうがいいですか？　毎日歩いたほうがいいですか？」も、よく聞かれること。「毎日じゃなくても、週に一回でいいですよ」と言う専門家もいますが、毎日歩けるのなら毎日歩くに越したことはありません。できる範囲で、多めに歩けばいいのだろうと思います。

ただ、ここで「毎日歩いてほしい」と言っても、何も、「毎日皇居の周りを歩きましょう」とか「毎日河原を歩きましょう」という話ではありません。特別なウォーキングを毎日しましょうということではないのです。というよりも、毎日の生活のなかの一部を歩きに変える、歩きを組み込むというイメージです。

・朝の通勤時に、最寄駅ではなく、一駅先、二駅先まで歩く
・降りるべき駅の一駅手前、二駅手前で降りて、その分歩く
・電車の乗り換え方法を考えるときに、あえてたくさん歩けるルートを選ぶ
・会社にいるときの昼食は、遠い定食屋まで歩く
・雨の日は地下街を歩く
・食材の買い物は、ちょっと遠いスーパーか、商店街を歩く

みなさん仕事があったり、家事があったり、もともと忙しいので「毎日30分歩きましょう」と言われても、30分、歩くためだけの時間をつくり出すのは難しいと思います。でも、普段の生活、行動のなかで歩ける部分をいかに確保するかと考えれば、前述のようなちょっとした工夫で、案外、そんなに時間のロスもなく、トータル30分くらいの歩く時間を確保できるものです。それに、生活のなかに溶け込んでいる分、習慣にもしやすいでしょう。

この本の出版元である山と溪谷社の社員さんは、社名のとおり、山歩きが大好きな人ばかりで、なかには22階にあるオフィスまで階段を使う人もいる、とか。さすがに10階、20階分の階段を昇り降りするのはしんどいかもしれませんが、マンションでも会社でも、数階分くらいだったらほどよい歩きになります。

考え方次第で、自分の普段の生活圏をフィットネスセンターに変えることが可能です。たとえば、休日、銀座をブラブラ買い物するとしたら、途中で一旦、荷物をコインロッカーに預けて、手ぶらに近い形で街を歩く。ウインドーショッピングをしながらでもいいですし、エスカレーターやエレベーターを使わず、見たいものを見ながら歩けば、銀座の街がフィットネスセンターに変わります。

都会の駅なんてフロアの移動も多くて、昇ったり降りたり、まっすぐの通路を延々と歩かされたり、人工的な〝山と渓谷〟のようなものです。それから、夜の町を手ぶらで歩くのも楽しいもの。夜には、昼とは違う町の顔があって、昼間とは違う人たちがいて、人間観察をしていると、動物園に行くよりもよっぽどおもしろい。

歩くからこそ見える景色、気づく発見がたくさんあります。それらも、歩くことの魅力の一つです。

そうやって日常をフィットネスセンターに変えるオプションをたくさん持っておくと、平日だろうと休日だろうと、天気が良かろうと悪かろうと、歩くことを楽しむことができるでしょう。ぜひ自分なりのオプションをどんどん増やしてください。

町を、駅をフィットネスクラブに。
アイデア次第で、
毎日の空間が
フィットネスセンターに変わる。
「一日のどこで歩けるか」を
考える達人になろう！

22 腰や膝が悪い人におすすめの歩き方

膝が痛いから歩けない。

腰が痛いから歩けない。

歩くことをすすめると、患者さんからよく返ってくる言葉です。

ある程度の年齢を重ねると、膝や腰をはじめ、どこかしらが悪くなる人がほとんど。でも、それを理由にずーっと安静にして、歩かないでいると、体は弱まるばかりです。

膝が痛くても、腰が痛くても、サポーターをつけたり、コルセットを巻いたりして、弱い部分を支えながら、できる範囲で歩いてほしいと思います。

ここまで紹介してきた正しい歩き方を完璧に実践しようと思う必要はありません。自分の体の調子に合わせて、無理のない範囲でやってほしい。

たとえば、65歳以上の3人に1人が手足の関節の痛みに悩まされているといわれています。関節の痛みといえば、代表的な病気が、「変形性膝関節症」。

関節の軟骨がすり減って、痛みや腫れが起こる病気で、ひどくなると、関節部分の骨が変形してしまいます。

変形性膝関節症を起こしたときに、「もっと痛くなると嫌だから」「動かすと痛そうだから」などと、歩かない生活を送っていると、関節を支えてくれていた周りの筋肉まで衰えてしまって、かえって悪くなります。だから、膝のだるさを感じたり、関節が痛み始めたときこそ、むしろ適度に歩くことが大事です。

軟骨がすり減る原因は、もちろん加齢もありますし、使い過ぎや太り過ぎも原因の一つ（なので、着地時に体重の3倍の負荷がかかるジョギングはおすすめできません）。また、日本人はO脚といって、脚が「O」の字に曲がっている人が多く、膝の内側に負担がかかって、内側の関節がすり減ってしまう人も多いです。

そういう人の場合、「足底板《そくていばん》」という、靴の中に入れるインソールをつくって、外側を少し高くしてあげると、O脚が矯正されて、膝への負担が和らぎます。この足底板は、整形外科などで、健康保険でつくることができるので、ぜひ活用してほしいと思います。

人間は誰しも、いつかは体のどこかにガタがきます。多くの人は、そこで歩くのをあきらめてしまうのですが、インソールのような矯正する装具やサポーター、コルセットのように補助してくれるものをうまく使いながら、歩ける範囲で歩き続けてほしい。歩いているうちに、膝や腰の痛みがなくなったという患者さんもたくさんいらっしゃいます。

外を歩くのが大変であれば、マンションの廊下を歩いてもいいでしょう。まっすぐで手すりもあるので、歩きやすいのではないでしょうか。それも難しければ、家の中に手すりをつけたりして、歩けるようにする工夫をしてください。

どんな状態になっても、生きている限りは歩いてほしいというのが、私の願いです。なぜなら、第1章で詳しく説明したように、歩くことで防げたり、良くなる病気はたくさんあるから。そもそも、すべての臓器にとって、歩くことはプラスに働きます。

心臓だってそうです。以前は、心臓病の人は安静第一といわれていましたが、今では「心臓病の人ほど、歩かなければダメ」に変わってきています。歩くと心拍数が少し上がって、心臓のリハビリになるからです。上皇陛下も、心臓冠動脈のバイパス手術を受けられたあと、心臓リハビリを続けられたそうです。

心臓リハビリとは何かといったら、心臓にちょっと負荷がかかるような運動を行うこと。歩くことはまさに心臓リハビリの基本です。上皇陛下は、手術直後からリハビリを熱心に行われた結果、体力が手術前よりも向上されたと聞きました。

そのほか、神経難病で次第に歩く力が弱まった人も、介護士さんや家族に支えてもらいながらでも、歩くことをあきらめないでほしいと思います。

どうしても自分の足で歩くことが難しくなったとしても、移動することまであきらめないでください。車イスでも電車に乗れますし、新幹線にも飛行機にも乗れます。

日本の航空会社は車いすの人にとても優しいので、ちゃんとフォローしてくれます。鉄道会社の人たちもちゃんと練習しているので、サササッと手伝ってくれます。車イスの人でも楽に乗れるようにリフト付きの観光バスなどもあり、観光だって、旅行だって、あきらめなければ行けるのです。

歩くことで脳が活性化すると書いてきましたが、移動すること自体も、目から耳から鼻から新しい刺激が入り、脳が活性化します。自分の足で歩けなくなって車いす生活になったからといって、家に引きこもっていたら、変化の乏しい生活になってしまいます。移動すると、温度や空気も変わり、風の音、人々の声、花の香り……など、いろいろなものに包まれます。その刺激が大事です。出先で会った人と一言二言会話が生まれることもあるでしょう。

人間というのは、自然や人とコミュニケーションをする生き物だと、私は思っています。脳を若々しく保つには、歩く。たとえ歩けなくなっても車イスででも移動することが欠かせません。

誰しもいつかは体のどこかにガタがくる。
それでも、歩ける範囲で歩けばいい。
サポーター、コルセット、足底板、
手すり、誰かの手……。
支えになるものを上手に活用しよう。
歩けなくても移動することまであきらめないで。

23 障害があっても歩行補助具で歩く

先ほど、神経難病で歩くことが困難になっても介護者の手を借りながら歩きましょう、と書きましたが、歩行障害のある人のための歩行補助具は、今、本当にいろいろな種類のものが出ています。

たとえば、杖一つとっても、普通の一本杖だけでなく、脚の部分が４本に分かれている四点杖もあります。また、四脚がフレームでつながった形になっている歩行器、四脚に車輪が付いた歩行車も。歩行車には、休憩用の腰かけや小物入れ、買い物カゴが付いているなど、本当にいろいろなタイプのものが開発されています。そうした歩行補助具のなかから使いやすいものを選んで、歩ける限りは頑張って歩いてほしいと思います。

ところで、杖といえば、「ノルディックウォーク」と「ポールウォーク」は、ご存じですか？

どちらも2本の杖（ポール）を使って歩くというウォーキングスタイルです。ノルディックウォークはフィンランドで始まったもので、もともとはフィンランドのクロスカントリー選手の夏場のトレーニングとして開発されたそうです。一方、日本発のポールウォークは、歩く時間が減っている現代人のために短時間で安全に効率よく運動効果を得られるように開発されたもの。

これまで杖といえば、1本でした。道で杖を突いて歩いているおじいちゃん、おばあちゃんはよく見かけますが、2本の杖を突いている人は見かけませんよね？

ノルディックウォークとポールウォークは、杖を2本使って歩くというのがミソ。両手に一本ずつ杖を持って歩けばやっぱりバランスがいいのです。そのため最近では、障害者のためのノルディックウォーク教室やポールウォーク教室、あるいはノルディックウォークやポールウォークのハイキング大会が全国各地で開かれています。

認知症カフェや認知症の人が集まるイベントでも、ノルディックウォーク

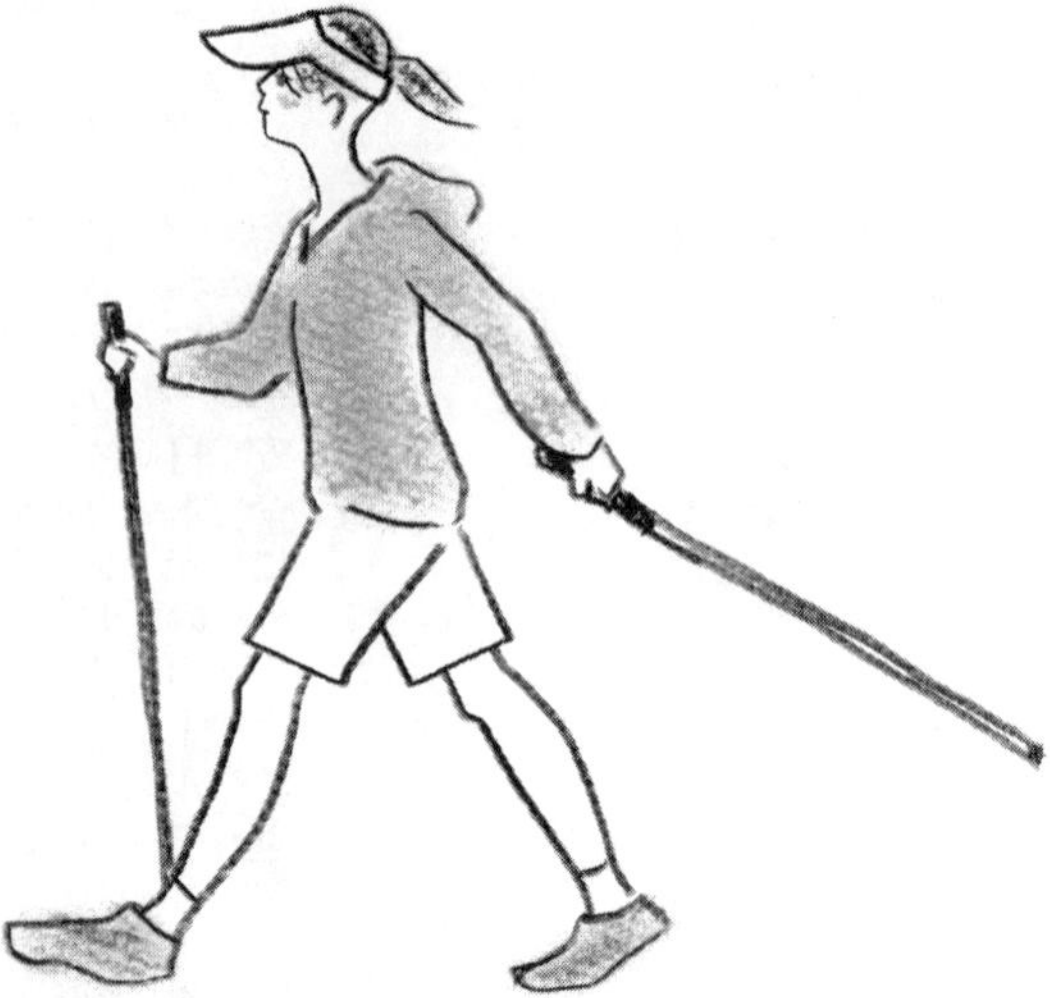

ノルディック（ポール）ウォーク

やポールウォークが取り入れられることも。2本の杖で支えることで、認知症があっても、障害があっても楽しみながら歩けるというのが、いいところです。

専用の杖が必要で、杖を両手に持って歩けるスペースも必要なので、ただ歩くことに比べれば、「いつでもどこでも」という手軽さは薄れますが、両手で杖を突きながら歩くことで、上半身の運動が増えるので、普通のウォーキングよりも最大1・5倍の運動効果があるといわれています。ちなみに、上半身の運動は、数倍から10倍増えるそうです。

これまでは「一日1万歩歩きましょう」と、歩行の量ばかりが言われてきました。そのなかで最近問われるようになってきたのが、歩行の質です。ノルディックウォーク、ポールウォークでは、杖を突き出すことで、それこそ肩甲骨をしっかり動かせますし、同じ時間・同じ歩数歩いても普通のウォーキングよりエネルギー消費量が増えます。

歩行障害のない人にとっては、短時間でより密度の濃い運動をすることができ、歩行障害があったり、足腰が弱っている年配の人にとっては、より安全にラクに歩ける方法の一つでしょう。普通に歩くだけではなんとなく物足りない、不安という人は、ノルディックウォークやポールウォークを試してみるのも楽しいのではないでしょうか。

認知症があっても、
障害があっても、足腰が弱まっても
歩くことをあきらめないで。
2本の杖を使って歩くノルディック
ウォーク、ポールウォークなら、
転倒不安が少なく、一本杖よりも安心。

24 自転車ではダメか？ ジョギングでもダメか？

患者さんに「歩いてくださいね」と言うと、「毎日自転車に乗ってます。自転車じゃダメなんですか？」とよく聞かれます。

まったく外に出ない、まったく体を動かさないよりは、もちろん自転車に乗る生活のほうがいいでしょう。でも、自転車に乗ることと歩くことはまったく違う。私はそう考えています。

大事なのは、重力という負荷を体にかけること。歩くと、重力が足の骨、筋肉にかかります。一方、自転車ではあまりかかりません。また、歩くことは全身運動ですが、自転車だと下半身の運動が主になります。

ですから、やっぱり歩くことと自転車はまったく違う。患者さんに聞かれたときには「自転車を否定するわけではないけれど、歩くことに勝るものはないよ」と答えています。

「歩いてくださいね」と言うと、「じゃあ、明日から走ります」と言う患者さんもいます。「走ってね」なんて、一言も言っていないのですが。

走ることも、歩くこととはまったく違います。普段、走り慣れている人なら話は別ですが、日頃ほとんど体を動かしていない人がいきなり走るのは絶対にやめたほうがいい。

まず、歩くのと走るのでは何が違うかというと、歩いている間はどちらかの足が必ず地面についています。一方、走るときには、両足が地面から離れて宙に浮く瞬間があります。そして、着地するときに、片脚に体重の約3倍の負荷がかかるのです。ジョギングで膝を痛めやすいのはこのため。

そして、何より怖いのは突然死です。歩くのに比べて、走ると、心拍数が上がります。年齢や持病の有無にもよりますが、心拍数が140以上くらいになると、不整脈が起こったり、狭心症が起こったりすることがあるのですが、走ればそのくらいにすぐに跳ね上がります。なかには、そのまま心臓が止まってしまうことも。

マラソン大会を行うと、スタート直後やゴール前のラストスパート時、あるいはゴールしてクールダウンのときに不整脈が出る人がいます。自律神経のスイッチが入れ替わる瞬間が危ないのでしょう。地元のマラソン大会で救護班として参加している医師に話を聞くと、毎回一度は除細動器（ＡＥＤ）の出番があるそうです。走るということはそれだけ危険だということです。

ウォーキング中に倒れるリスクとランニング中に倒れるリスクを比べれば、けた違いに後者が高い。体力のある人が歩いているだけでは物足りなくなってきて、少し走るというならいいと思いますが、歩いてもいない人がいきなり走ることだけはやめてください。

ところで、「メッツ」という単位、聞いたことはありますか？

これは、運動の強度を表す単位です。安静にしているときを「１」として、その何倍のエネルギーを消費するかを表したもの。具体的には、それぞれの身体活動は次のようにいわれています。

・歩く、軽い筋トレ、掃除機をかける、ゲートボール　……3メッツ
・速歩き、ゴルフ、自転車に乗る、子どもと屋外で遊ぶ　……4メッツ
・軽いジョギング、エアロビクス、階段昇降　……6メッツ
・長距離を走る、クロールで泳ぐ、重い荷物を運ぶ　……8メッツ

歩くのは3メッツなのに対し、軽いジョギングでもその倍の6メッツ、長距離走になると8メッツです。それだけ運動強度が高いということ。

健康のために行うのであれば、「中強度の運動」がいちばんいいといわれています。中強度の運動とは、自分にとって「もう限界！」と思う運動量の半分くらいです。と書いても、いまいちピンとこないでしょうか。

具体的には何メッツくらいが「中強度」に当たるのかは、その人の年齢、体力によって変わります。若い人が「もう限界！」と思う運動量と、年配の人が「もう限界！」と思う運動量は違いますから、当然のことです。

一般的には、中強度の運動は、年齢によって次のように定義されています。

・20～30代……5～6・9メッツ
・40～50代……4～5・9メッツ
・60代以上……3～4・9メッツ

つまり、20代、30代の若い人たちにとっては、6メッツの軽いジョギングはちょうどいい運動ですが、私と同じ50代にとってはちょっとしんどい運動になり、60代以上にとってはかなりしんどい運動になります。

よく目安とされるのは、「歌は歌えないけれど、隣の人と笑って話ができるくらい」。歩くときには、自分にとって「歌えないけれど、笑って話せるくらい」のスピードを心がけてください。それが、ほどよく負荷がかかり、心拍数をほどよく上げて、適度にエネルギーを使うちょうどいい運動です。

そうやって、歩く速さを変えることで運動強度を調節できることも、ウォーキングのよさの一つだと思います。

歩くことの延長は、走るより、踊る

もし歩くだけでは物足りなくなってきたなら、私のおすすめは、走ることよりも、踊ること。ダンスです。歩くことの延長は、ダンスなんじゃないかと思っています。

ダンスと一言で言っても、ジャズダンス、ヒップホップ、ブレイクダンス、バレエ、ベリーダンス、社交ダンス、阿波踊り、盆踊り……など、年齢、好みに応じていろいろありますが、音楽に合わせて体を動かすというのが共通点です。それは、リズムよく歩くということにも共通しますし、上半身もしっかり使います。そして何より、好きな音楽を聴きながら体を動かすのは単純に楽しいじゃないですか。

NHKのラジオとテレビで毎日やっているラジオ体操もありますが、よく考えられた体操ではあるものの、ちょっと単調で面白味に欠けるという人もいます。

そこで、いろいろなダンスがあるなかでどんな年代の人にもおすすめなのが、一つは、盆踊りや阿波踊り、「～音頭」などの踊り。音楽に合わせて歩きながら踊るという、まさに歩くことの上級編です。

もう一つのおすすめは、歌謡番組を見て、好きな歌手、アイドルの振り付けを真似るということ。歌謡番組を録画してもいいですし、最近ではインターネットで動画を探すと、いろいろと見つかります。そういうのを見ながら、歌いながら、振り付けを真似てはどうでしょう？　完璧にマスターできなくても楽しければ良し。認知症予防、脳トレにもなります。

氷川きよしの「きよしのズンドコ節」やAKB48の「恋するフォーチュンクッキー」などは、幅広い年代の人が真似をして踊っていましたよね。これからもっと踊りも楽しめる曲が増えてくるんじゃないかなと思います。

ほどよい負荷という点で、
歩きに優る運動はない。
自転車では物足らず、
ランニングではやり過ぎに。
「限界！」の半分のペースで歩こう。
物足りなくなったら、レッツ・ダンシング！

第4章

歩くと未来が変わる

25 セロトニン顔をめざそう！

長年、毎日診察をしていると、触診・問診をする前に、「あー、この人はよく歩いているな」「この人は、あんまり歩いていないのかもな」と、患者さんの顔を見ただけでなんとなく予想がつくようになってきました。

繰り返しになりますが、歩くとセロトニンという幸せホルモンがどんどん分泌されます。だから、普段からよく歩いている人は、「セロトニン顔」とでもいうのでしょうか、独特な満たされたお顔をされています。

言葉で説明するのは難しいのですが、脳内ホルモンのバランスがいいことが顔にも出ているのです。現状に満足されているような、大らかで自然体な雰囲気が伝わってきます。セロトニン顔は、「ご機嫌顔」と言い換えてもいいでしょう。

「一日1時間歩いています」とおっしゃる患者さんで、イライラされていたり、すごく細かいことを気にされる方はいません。少なくとも私の周りではいません。私もそういうふうになりたいものです。

逆に、歩いていない方も、顔に表れます。セロトニン顔の逆といえば、なんとなくイメージがつくでしょうか。

最近では、60歳や65歳で定年を迎えてから、その後の人生が長いですよね。でも、やることがなくなって、毎日家でゴロゴロと過ごされている人も結構います。そして、認知症になってしまう方も。特に多いのが、男性です。

一方では、定年を迎えて時間ができたことをきっかけにウォーキングに目覚めて、働いていたころよりもよっぽど顔つきが良くなって、ご機嫌顔に変貌された方もいらっしゃいます。75歳以上の、世の中では後期高齢者と呼ばれてしまう年齢でも、年相応に白髪やシミはあっても、なんだか前向きで若々しい雰囲気を持っておられる。そういう人に話をうかがうと、やっぱりよく歩いておられます。

脳内は見えませんし、実際に脳内を測定することはできませんが、歩くとセロトニンが出て、幸せな気持ちになるということは真実です。薬を飲まなくても、サプリメントを飲まなくても、ただ歩くだけで幸せな気持ちになれる。そんな単純なことを知らずに一生を過ごすのか。歩く効能を知って、歩く幸せを毎日の生活に取り入れるのか。どちらの人生がハッピーになるかといったら、当然、後者です。

ジョギングが趣味の人は、走っているうちに、疲れや苦しさが吹き飛んで高揚感に包まれるときがあると聞きます。いわゆるランナーズハイです。歩くことも同じで、歩き続けていると、幸せ過ぎでやめられなくなることがあるのです。ウォーキングにはまる人というのは、そういう〝ウォーキングハイ〟を知っているからかもしれません。

また、誰かと一緒に歩いたり、あるいは歩きながら人や動物とのかかわりがあると、オキシトシンという愛情ホルモンも増えるといわれます。そして、オキシトシンが増えると、セロトニンが増えるとも。

登山やハイキングですれ違う人は、みんな良い人に見えませんか？　私は昔、アメリカのカリフォルニア州にあるヨセミテ渓谷を登ったことがあります。そこでは、渓谷内を歩いて監視してくれているパトロール隊の人たちとすれ違うのですが、みなさんとても優しいお顔をされていました。セロトニンだけでなく、他人への思いやりも溢れているような顔をされていて、やっぱりオキシトシンも出ていたのでしょう。歩くと人に優しくなるんじゃないかと思いました。

一人で歩くだけでもセロトニンが増えてご機嫌になりますが、誰かと一緒に並んで歩くと、自分がハッピーになるだけでなく、相手もハッピーにしたいという気持ちに、自然とお互いなるのではないでしょうか。

ただ歩くだけで幸せ、ご機嫌に。
いくつになっても
前向きで若々しい人は
たくさん歩いている。

26 歩くと頭が劇的に良くなる二つの理由

歩くと頭が劇的に良くなる。それは、間接的なものと直接的なもの、二つの理由があります。

まず、脳が衰える一番の原因は、脳に届く酸素の量が減ることだそうです。呼吸によって体内に摂り入れた酸素は、血液の流れに乗って、脳をはじめとした全身に運ばれます。

そのときに、一つには酸素を体に摂り入れる力を高めること、もう一つは血流を良くすることで、脳に届く酸素が増えます。

1分間あたりに体に摂り入れることができる最大の酸素の量（最大酸素摂取量）は、胸郭が大きいほど多くなり、一般的には20歳ごろがピークで、その後は年を重ねるにつれて下降していくといわれています。しかし、安心してください。有酸素運動をすることで、最大酸素摂取量を増やすことができます。

とはいっても、どんなに鍛えても35歳くらいがピークだそうですが、それでも、有酸素運動をしている人としていない人では、当然、差があります。歩く習慣のある人は、酸素を摂り入れる力も鍛えられるため、脳に行き届く酸素も増え、脳の衰えを緩やかにすることができるのです。

一方、血流はというと、歩くことで良くなります。新鮮な酸素をたくさん含んだ血液は、心臓から動脈を通って全身を巡り、帰りは、静脈を通って全身の細胞から老廃物などを回収しながら心臓に戻ってきます。ところが、心臓から最も遠い足から心臓に戻るには、重力に逆らって上がっていかなければいけません。その際、血流を押し戻すのを手伝ってくれるのが、筋肉です。

特に、「第二の心臓」といわれるふくらはぎの筋肉は、収縮することでポンプのような役割をして、血液の循環を良くしてくれます。歩くと、ふくらはぎを使うことになるので、足から心臓に血液を押し戻すのを手伝ってくれて、血流が良くなるのです。

以前に、ふくらはぎマッサージがブームになったことがあります。ブームのきっかけは、ふくらはぎを揉むと血流が良くなり長生きできるということを謳った、一冊の本でした。第二の心臓であるふくらはぎをマッサージするのは確かに良いことだと思います。でも、それだけではダメ。歩くことこそ、ふくらはぎを鍛え、血流を良くする最大の方法です。

ということで、歩くことで頭が劇的に良くなる一つ目の理由は、歩けば、酸素を摂り込む力が高まり、血流が良くなるため、脳に酸素が行き渡るから、でした。

二つ目は、もう少し直接的な理由です。手や足、目や耳といった体は、得た情報を脳に伝え、脳の指令を受けて動く、脳の出先機関です。ですから、脳の出先機関を動かすということは、脳を直接刺激しているようなもの。手や足を動かすということは、脳を使っていることとイコールなのです。

実際、手や足を使うと、脳内の神経細胞も刺激されて、神経細胞から「シナプス」と呼ばれるつなぎ目が伸びて別の神経細胞につながり、新しい回路がつくられます。これが、頭の良くなる直接的な理由です。

頭が良いとはどういう状態かといえば、簡単に言ったら、脳内の神経細胞の数が豊富で、神経ネットワークが発達している状態のこと。生まれたばかりの赤ちゃんは、神経細胞の数はとても豊富なのですが、ネットワークは発達していません。1歳、2歳、3歳……と、外界からいろいろな刺激を受けるなかで神経間の回路がものすごい勢いで張り巡らされていきます。ただ、ある程度の年齢をピークに、せっかくできたネットワークは壊れていってしまうのです。

でも、再生することは可能です。歩くことで、手足を使えば、神経細胞が刺激されて、神経ネットワークがまたつながっていきます。

実は脳の神経細胞の数も、昔は、生まれた直後がピークで、あとは減るばかりといわれていましたが、最近の研究から、脳には神経細胞をつくり出す「神経幹細胞」があり、新しい神経細胞が生まれていることがわかってきました。歩くことは、神経間のネットワークを活性化させる方法であり、神経細胞の数を増やす方法でもあります。

本を読むと、それまで知らなかった新しい知識を得られて、同時に、思考が触発されて新しいアイデアが浮かんできたりしますよね。それと同じようなことが、実は、歩くということでも得られるのです。

そういえば、ゴルフに行くと、よく歩く人ほど頭が良いということをつくづく実感します。というのは、ゴルフがうまい人ほど、よくスコアを覚えているのです。

4人でラウンドすると、自分の分はもちろん、他人の分まで全部覚えている人がいます。そういう人は間違いなく、ゴルフもうまい。そして、下手な人ほど、他人のスコアはもちろん、自分のスコアさえすぐに忘れてしまいがちです。

ゴルフがうまい人というのは、それだけ練習して、コースも回っているのでしょう。ゴルフは1ラウンドで、カートをまったく使わない場合、10キロほど歩くといわれます。もし月10回コースに出ていれば、ゴルフだけで100キロ歩いていることになります。それだけ歩いているからこそ、記憶力が良く、頭の回転も速いのでしょう。

歩けば血流が良くなり、
脳内の酸素も増える。
だから、頭の回転が速くなる。
歩けば、脳が刺激され、神経細胞が
増えてネットワークも活性化する。
だから頭が良くなる。

27 うまく歩くと寿命が確実に延びる

人間の体は、いろいろな臓器の集合体です。すでに書いたとおり、うまく歩くことは、それぞれの臓器にとっていいこと。何より、脳が若く保たれます。歩くことで各臓器が若く保たれるということは、臓器の集合体である体が若く保たれるということ。

認知症になるリスクを減らせますし、がんになるリスクも減らせます。すべて「絶対にならない」とまでは言えませんが、リスクを減らせることは確実です。だから、当然、寿命も延びます。もう、いいことだらけなのです。

今では、100歳を超えて長生きされる方がそんなに珍しくなくなってきました。100歳以上の人のことを「百寿者」と呼ぶのですが、1950年には全国で100人程度しかいなかった百寿者は、2009年には4万人を超え、最近、6万人を超えたと報道されたばかりです。

私のクリニックで診ている患者さんのなかにも、そういえば百寿者は増えてきました。今では20人くらいいらっしゃいます。

今、先進国では平均寿命が一日5時間ずつ延び続けているといわれています。なかには、30年後の2045年には平均寿命が100歳に達すると予測する研究者もいるほどです。どこまで現実になるかはわかりませんが、現状、平均寿命が延びているということは確かです。

思えば、戦後、1950年ごろの日本人の平均寿命は男女ともに50歳程度でした。それを考えると、今、平均寿命が80歳を超えているということ自体、すごい伸び率ですよね。

それだけ平均寿命が延びている今だからこそ、「長く生きる」ことはもちろん、「健康のまま長く生きる」という健康寿命の考え方がとても重要視されるようになってきています。

健康寿命とは、健康上の問題がない状態で、日常生活が送れる期間のこと。長生きできたとしても、長年寝たきり、美味しいものも食べられない、行きたい場所にも行けないという暮らしでは、あんまり嬉しくありませんよね。

ただ長生きしたいのではなく、やっぱり健康のまま長生きしたいものです。先ほど百寿者が6万人を超えたと書きましたが、100歳を超えてゴルフでホールインワンをしたという強者がいる一方で、残念ながら百寿者の9割は寝たきりなのです。

この健康寿命を延ばすという点でも、歩くことは大事です。

介護が必要となる原因でいちばん多いのは脳卒中で、その次が認知症です。脳卒中という病気は、血管が老化して動脈硬化が進行し、起こるもの。そして血管の老化がなぜ起こるのかというと、加齢も一因ですが、何より血管の老化を速めるのは、高血圧、高血糖、脂質代謝異常、肥満など、歩かないことで起こる病気・状態なのです。

認知症も、あまり歩かない人のほうがなりやすく、よく歩く人はなりにくいというのは、すでに書いたとおり。つまり、要介護になる二大要因も、歩くことで防げるのです。

ちなみに、要介護になる3番目の要因は、老衰です。これは、自然な老化なので仕方のないこと。私は、これまで700人以上の患者さんをお看取りさせていただくなかで、長生きするということは、ゆっくりと赤ちゃんにかえっていくことなのかなと思うようになってきました。それを、老衰というのではないか、と。

みなさんは他人に迷惑をかけずに死にたいと思うかもしれません。お年寄りの方は、よく「みんなに迷惑をかけるから、早くお迎えが来てほしい」などとおっしゃいます。でも、やっぱり最期のある程度の期間は他人様のお世話にならなければいけないものなのでしょう。ただ、「なるべく他人様のお世話にならないように」と本気で願うなら、毎日歩いてほしいと思います。

健康長寿といえば、「ピンピンコロリ」とよくいわれます。「ピンピンコロリと死にたい」など、よく聞きます。

このピンピンコロリという言葉の「ピンピン」とは、どんな状態を指しているのかというと、歩けるという意味でしょう。ピンピンと歩いて、コロリと死ぬ。つまり、健康長寿とは、最期まで歩くということなのです。

社会も、お年寄りが歩きやすい場所をもっと増やしていくべきでしょう。地方では、今、分散している公共施設や商業施設、住居などを特定の区域に集めようという「コンパクトシティ」化が始まっています。そのなかに、お年寄りゾーンのような、シニアの歩き場所をもっとつくってほしいものです。

パラリンピックを見ていると、100メートルを11秒や12秒で走る義足ランナーがいます。ゴルフでも、事故で片足を失い、一本足でプレーをするゴルファー、片腕のゴルファーもいるのです。そうした人たちの活躍を見るたびに、人間の可能性はすごいなと気づかされます。ですから、年を取っても、多少体にガタがきても、まだまだできることはたくさんあるのだから、悪いなりに工夫して歩いてほしいなと思っています。

うまく歩けば臓器が若返り、
寿命が延びる。
健康長寿とは、
最期までピンピン歩くこと。
他人様のお世話に
なりたくないなら、毎日歩こう。

28 歩行は脳を変え、人生を変える

自分の思考の癖というのは、変えたいと思ってもなかなか変わらないものです。思考の癖とは、言ってみれば、脳の癖。それを変えようと思ったら、薬でもなく、食べ物でもなく、歩くことが一番です。いちばん簡単で最も近道だと思います。

毎日1万歩なり、8000歩なり、自分の体力に合わせてたくさん歩いている人は、脳がまず健康になる。脳が変われば、思考の癖が変わって、人生が豊かになります。

ここまで歩くことの効能を延々と書いてきて、いまさらながら白状すると、私自身は、普段から人よりたくさん歩いているわけではありません。完全に医師の不養生の典型例。

ただ、そんな私がとにかく「あの日はよく歩いた！」とよく覚えているの

が、随分前のことになりますが、20世紀から21世紀に変わる2000年の大みそかから2001年の元日にかけてのことです。

あの記念すべき年末年始に、私はハワイのラナイ島というところに行っていました。今でこそ、大みそかも元旦も、往診やらお看取りやらたまっていた本の執筆やらで、慌ただしく過ぎていくことが常になっていますが、当時は多少ゆとりがあったのです。

そのとき空港で偶然一緒になったのが、ある経済界の第一人者でした。ラナイ島は島内にホテルが数軒しかないところで、ちょうど同じホテルでした。そして、大みそかにゴルフをしようとゴルフ場に出たら、その人もゴルフバッグを抱えて来られたのです。それで一緒にゴルフをしたのですが、まあ、よく飛ばすこと。圧倒されてしまいました。

その日の夜は、その人が買ってきてくれたワインを二人で飲み明かし、翌日の元日は、一緒に島内を歩きました。朝の9時くらいから歩き始めて、ホテルに帰ってきたのは夕方だったので、8時間くらい歩いたでしょうか。

それからさらに日暮れまでテニスをして、ホテルの部屋に戻ったときにはすっかりへとへとになって腰が抜けたのを覚えています。でも、体は疲れているけれど、頭と心はすっきりと爽快でとても幸せな気分でした。

ここ最近で――といっても15年も前ですが――いちばん歩いたのは、その日です。当時、その人はまだ商社にお勤めで、そのちょっとあとに大会社の社長になられたのですが、とにかくよく歩く方でした。歩くことが自分にとってプラスになるということをよく知っておられるという印象を受けました。

この本を手に取ってくださった人のなかには、もしかしたら、「お金持ちはいいよな、朝からゴルフができて」と思っている人がいるかもしれません。しかし、真実はそうではありません。お金持ちだからゴルフをするのではなく、ゴルフをしていたからお金持ちになれたのでしょう。

いいえ、お金持ちという言い方は、ちょっと語弊がありますね。より正確に書けば、ゴルフをしてよく歩いていたから、頭がすっきりして、大きな会社のリーダーを任されるまでになった――。これが真実だと思います。

実際に本当のリーダーは、自分が健康であることが組織にとっても大事なので、セルフケアの重要性についてもよく知っていて、よく歩いています。

そして、ゴルフに限らず、よく歩いている人は総じて、柔軟なアイデアに富んでいて、穏やかで人当たりが良く、だからこそ仕事もできる。

人生を豊かにしたいと思ったら、まずは歩きましょう！　きっとハッピーな未来が広がります。

お金持ちだから
ゴルフをするのではない。
ゴルフをして歩いていたから
お金持ちになったのだ。
真のリーダーは、
歩く価値を知っている。

29 偉人たちが偉業を成し遂げたのは、歩いていたから

最後に、私が尊敬する空海さんの話をさせてください。仕事が詰まってしんどいとき、物事がどうもうまくいかないとき、私はいつも「空海さんだったらどうするだろう」という考えが頭をよぎります。私の頭の中には、常に空海さんがいるのです。

私は、空海さんと同じ、香川県善通寺市の生まれです。善通寺市の「善通」とは、空海さんのお父さん、佐伯《さえき》直《あたいの》田《た》公《きみ》善通《よしみち》の名前にちなんでつけられたといわれています。その善通寺市にある、国立善通寺病院（現・四国こどもとおとなの医療センター）で生まれました。親父が善通寺の自衛隊だったので、その病院で生まれたのですが、本当に良いところで生まれさせてもらったと感謝しています。

もう随分前のことですが、もう亡くなった祖母が家系図を見せてくれたことがあります。そのなかに、空海さんと同じ「佐伯」という名前がありまし

た。もしかしたら、どこかで空海さんとつながっているのかもしれません。といっても、もちろん末裔にあたる人は、ねずみ算式に何万人、何十万人といるのだろうと思いますが、その一人であってほしいなと思っています。

空海さんは、みなさんご存じのとおり、真言宗の開祖です。そして、若き日の空海さんが四国で山岳修行を行い、そのゆかりのある88の寺院が「四国八十八箇所」と呼ばれ、今でも毎年多くの人が、八十八箇所を巡るお遍路さんを行っています。お遍路さん人気はじわじわと高まっていて、毎年30万人もの人が、自転車や車、バス、タクシーなど何らかの形で回っており、そのうち5000人くらいの人は歩いてお遍路を行っているそうです。

空海さんの伝説が残っているのは四国だけではありません。杖を突くと泉が沸いた、温泉を掘り当てたなど、日本全国に空海さん伝説は残っています。それから、中国にも留学されていますし、たくさんの書物も残されています。書も優れていたそうで、嵯峨天皇とともに「三聖」と呼ばれ、日本書道界の祖ともいわれています。さらに、漢詩も一流だった上に、中国語やサンスクリット語などの語学にも長けていたそうです。

空海さんほど、生涯をかけてあんなにも移動し、多方面に功績を残した人はいません。どうしてそんなにたくさんのことを成し遂げられたのかと考えると、ただひとえに歩いていたから、だと思います。

日々、山と渓谷を駆け巡ったからこそ、セロトニンがたくさん分泌され、いろいろな真理に目覚めることができ、芸術的な才能も開花したのだろうと思うのです。


たくさん歩いていたから偉業を成し遂げられた。それは、空海さんだけではありません。たとえば、『おくのほそ道』で有名な松尾芭蕉。おくのほそ道は、芭蕉が、江戸・深川を出発し、150日間をもかけて東北・北陸を巡り、また江戸に戻ってきた、その旅程の一部を記した紀行文です。その旅程は、2400キロもの距離にあたるといわれています。

芭蕉といえば、「古池や　蛙飛び込む　水の音」が有名ですよね。聞いただけで、日本人なら誰でも光景が目に浮かび、ポチャンと飛び込む音が聞こえてくるような、躍動的な句です。どうしてこんな素晴らしい句が生まれたのか。机の前に座っていては、こんな躍動的な句は生まれなかったでしょう。歩いている途中に、降りてきたんじゃないかなと思います。芭蕉の天才的な閃きも、やっぱり歩いていたからこそだったのでしょう。

近年では、酒井雄哉《ゆうさい》さんという、2度も千日回峰行《せんにちかいほうぎょう》を成し遂げ、大阿闍梨《だいあじゃり》になった方がおられます。千日回峰行というのは、比叡山の修行のなかで最も過酷な荒行といわれるもので、お経を唱えながら、1000日間、7年間にもわたって山などを歩く修行です。

こう書くと、その凄まじさが伝わらないかもしれませんが、修行1年目から3年目は、比叡山255カ所を巡拝する行程約30〜40キロを休まず100日間、4年目から5年目は連続200日間歩き、その後、9日間、不眠・不臥・断食・断水で、十万遍の不動真言を唱えて不動明王と一体になる行を。さらに6年目には、5年目までの行程に京都市内の赤山禅院往復が加わり、一日の歩く距離は60キロに。その行程を100日行い、最後の7年目は、前半の100日は京都大廻りといわれる一日84キロの行程を、後半の100日は比叡山山中を約30キロ歩くそうです。

7年間でトータル1000日歩き、その距離はなんと約4万キロにも及びます。この千日回峰行を2回行った人というのはこれまでに3人しかいないそうで、そのお一人が、酒井雄哉さんです。

2013年に亡くなられたのですが、『一日一生』(朝日新書)や『今できることをやればいい』(PHP研究所)など、素晴らしい本をたくさん残してくださっています。私自身も酒井さんが書かれた本、インタビュー記事などを食い入るように読んできましたが、そうしたものを通して、歩くといろいろなものが見えてくるというのは本当なんだと実感しました。


偉人たちの伝記を読んでいると、「歩くことが運命を変えた」と思わずにはいられないことが多々あります。でも、空海さんにしても、芭蕉にしても、酒井さんにしても、人生を変えるために歩いたわけではないと思います。そうではなく、歩いたから人生が変わったのでしょう。

偉人たちの人生を知ると、
歩くことは、病気云々ではなく、
人生そのものを変えるのだと、気づかされる。
真理に目覚め、芸術的才能が花開き、
偉業を成し遂げたのは、
ひとえによく歩いたからだろう。

おわりに――不養生医者のメタボ克服宣言！

歩けば病気の予防になる。
歩けばボケを防止できる。
歩けばうつも良くなる。
歩けば未来が変わる。

一冊を通して「歩くことは万能やでー、ええでー」とさんざん書いてきたものの、自分自身の生活を振り返ると、日本一不摂生な生活をしている人間なんじゃないかと思います。全国各地に顔を出して講演をし、次から次に本を出しているので、たまに「ちゃんと診療はしているんですか？」と、心配というより非難の声を浴びることがありますが、月・火・水・金と外来診療を担当していますし、もちろん往診や訪問診療で患者さん宅、介護施設を回ってもいます。

そんな毎日なので休みという休みはほぼなく、その合間に、飲み過ぎたり、食べ過ぎたり……。運動らしい運動はというと、ごくごくたまにゴルフに行くくらいです。そんな自分の生活を思い返すと、やってはいけないことを全部やっているような……。悪い生活習慣の見本のような日々です。

ただ、同世代でも脳梗塞で寝たきりになった人、がんで死んでしまった人などもいるなかで、なんとかやってこられているのはなぜかと理由を考えると、10代、20代、30代に人一倍体を動かしてきた貯金でなんとかなっているのでしょう。

こう見えても、私は中学時代は陸上部で長距離の選手でした。学校がある間は、授業が終わってから部活で5キロ、10キロを毎日走っていましたし、学校がない夏休みには、毎日、家から甲子園球場まで歩いていました。往復で20キロくらい歩いていたと思います。

高校ではバレーボールを、大学では野球を、そして社会人になってからゴルフとテニスを始めて、これまで結構体を動かしてきたのです。その貯金で、今の不摂生がなんとなくチャラになっているんじゃないかと思います。

ただ、ここ最近、患者さんに、立派なお腹をなでられるようになってしまったので、３０００歩くらいしか歩いていないであろう今の生活をそろそろ見直さなければいけません。この本を書いたことを機に、私自身も、頑張って歩かなければと思いを新たにしました。

とはいっても、この本に書いたことをすべて完璧にこなそうというわけではなく、60点くらいをめざして頑張ろうと思っています。みなさんも、そのくらい肩の力を抜いて、一緒に取り組みませんか?

歩くだけで医者いらず、薬いらずになることはたくさんあります。貝原益軒が書いた『養生訓』には、歩くことだけがすっぽり抜けていました。でも、現代の養生訓には絶対に欠かせません。貝原益軒が言ったことに、この本の内容を足せば、平成の養生訓ができ上がるんじゃないか、と思います。

文庫版あとがき

『病気の9割は歩くだけで治る！』が世に出て、はや8年が経過しました。このたび、文庫化が決まり、本書を応援していただいたみなさまに心からお礼を申し上げます。

私はそれまで、もっぱら「死」に関する本を書いていましたが、山と溪谷社さんから「歩く」ことに関する書籍の執筆依頼を受けたのが2015年でした。当初、「病気の9割は」というタイトルはあまり受け入れられないだろうなと思いました。あるいは医療界から大きなバッシングを受けることも覚悟しました。しかし予想に反してベストセラーになりました。それどころか、その後、世界中から歩行の医学研究に関する研究論文が続々と出ています。同じような趣旨の書籍や雑誌の特集や記事も数えきれないくらい出て、「歩行」は今、大きなブームになっています。そんな大きな潮流に少しでも寄与できたなら望外の喜びです。

さて8年の間に、大きな出来事がありました。3年半に及ぶコロナ禍です。緊急事態宣言や自粛生活で、体力や気力が低下して「フレイル（虚弱）」に陥った人がたくさんおられます。身体的だけでなく気力や認知機能の低下した高齢者が続出しました。しかしすでに多くの専門家が提唱されているように、「フレイル」に最も効果のある方策が、「歩行」なのです。

私は2020年の第一波のときに「フレイル」が多発することを予想したので、その年の4月に『歩くだけでウイルス感染に勝てる！』という、歩行本の5作目を出版させていただきました。世界で最も早く「フレイル」に警鐘を鳴らしたと自負しています。そして同年12月には『コロナ禍の9割は情報災害』というやや挑発的なタイトルの、歩行本の6作目を出させていただきました。マスコミの「煽り報道」に負けずに歩いてください、という願いを込めました。コロナ前からあった認知症だけでなく、コロナ後遺症やワクチン後遺症による「認知症」にも歩行療法は有効です。そのメカニズムは、2作目の『認知症は歩くだけで良くなる』をご一読ください。

今回の文庫化にあたって最も強調したいことは、「慢性疲労症候群」における「歩行」は、基本的には禁忌だということです。慢性疲労症候群の病態は、全身倦怠感が強いだけではありません。実は少し動くとその後、数日動けなくなることこそが慢性疲労症候群だと認識してください。半年間も寝たきりに近い状態になった人に「今日は頑張って30分、家の周囲を歩いてみました」と言われると、慌てて「無理して歩かないでくださいね！」と止めています。「えっ？　長尾先生、歩く本を書いているのに。なぜ？」と聞かれます。あまり知られていませんが、慢性疲労症候群タイプのワクチン後遺症の人が頑張って無理して歩くと、治癒までの道が遠ざかるのです。「焦らずに3分程度の散歩から始めてください」とアドバイスしています。

「病気の9割は」というタイトルは、このような例外も1割はあるということです。また、膝に水がたまっていたり、骨折後や慢性心不全やＣＯＰＤなども無理は禁物で、主治医の細かな指示に従ってください。コロナ禍以降も再び、歩行の喜びに目覚める人が増えることを祈念しています。

２０２３年11月　長尾和宏

本書は、2015年12月に山と溪谷社から刊行されたものです。

参考図書
金 哲彦『からだが変わる体幹ウォーキング』平凡社
大島 清『歩くとなぜいいか?』新講社
泉 嗣彦『医師がすすめるウオーキング』集英社
有田秀穂『歩けば脳が活性化する』WAC
青柳幸利『なぜ、健康な人は「運動」をしないのか?』あさ出版
久保田 競『頭のいい人はよく歩く!』ブックマン社

病気の9割は歩くだけで治る！

二〇二三年十二月 五 日　初版第一刷発行
二〇二四年 六 月十五日　初版第八刷発行

著者　長尾和宏
発行人　川崎深雪
発行所　株式会社 山と溪谷社
郵便番号 一〇一－〇〇五一
東京都千代田区神田神保町一丁目一〇五番地
https://www.yamakei.co.jp/
●乱丁・落丁、及び内容に関するお問合せ先
山と溪谷社自動応答サービス　電話 〇三－六七四四－一九〇〇
受付時間／十一時～十六時（土日、祝日を除く）
メールもご利用ください。
【乱丁・落丁】service@yamakei.co.jp
【内容】info@yamakei.co.jp
●書店・取次様からのご注文先
山と溪谷社受注センター　電話 〇四八－四五八－三四五五
ファクス 〇四八－四二一－〇五一三
●書店・取次様からのご注文以外のお問合せ先
eigyo@yamakei.co.jp

ヤマケイ文庫 ロゴマークデザイン　岡本一宣デザイン事務所
編集　高倉眞　橋口佐紀子　デザイン　松沢浩治
イラスト　ヨシイアコ　校正　中井しのぶ
印刷・製本　大日本印刷株式会社
＊定価はカバーに表示しております。

Printed in Japan ISBN978-4-635-04988-7

Yamakei Library